編著

地方独立行政法人 大阪市民病院機構
大阪市立総合医療センター

久保 健太郎

消化器に配属ですか?!

すごく大事なことだけ
ギュッとまとめて教えます!

『消化器に配属ですか?!』を手にしていただいた皆さんへ

　数ある看護書のなかから『消化器に配属ですか?!』を手に取っていただきまして、ありがとうございます。この本を手にしているということは、皆さんは消化器病棟に配属になったのだと思います。実は私も、新人看護師として最初に配属されたのは消化器病棟でした。今思い返せば、最初に消化器病棟に配属されてよかったと思っています。

　消化器病棟は手術や内視鏡検査・治療を受ける患者さんの看護がメインになります。そのため周術期管理やドレーン管理、創傷管理、栄養管理、ストーマケアはもちろん、術後合併症や急性膵炎によって重症化することもあるため重症管理も学ぶことができるし、手術や内視鏡検査・治療をするとせん妄にもなりやすいので、せん妄の看護も学ぶことができます。絶食を伴う治療が多いため、とにかく点滴が多いのが特徴です。ルートキープの機会も多いので、自然に上達します。術後に尿閉になることもあるので、導尿や尿道カテーテルを挿入する機会もありますし、食道がん術後に気管切開をすることもあるので気管吸引の機会もあります。一般的な看護技術はたいてい経験することができると思います。つまり消化器病棟は看護師として必要ないろいろな知識・技術を習得できるので、新人看護師が最初に経験するにはもっともよい病棟だと思います。

　この本は、私が所属する大阪市立総合医療センターのすみれ16病棟（消化器外科、消化器内科、肝胆膵外科の混合病棟〔2020年4月現在〕）の看護師みんなで書きました。新人看護師である皆さんの気持ちがわかる若い看護師にもたくさん書いてもらいました。そのため皆さんが知りたいことや疑問に思うことが、痒いところに手が届くように載っていると思います。この本が、皆さんが消化器病棟で看護師としての第一歩を踏み出すサポートになったなら、とても嬉しく思います。

2020年10月
地方独立行政法人 大阪市民病院機構 大阪市立総合医療センター 看護部 すみれ16病棟
久保健太郎

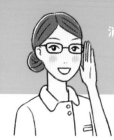

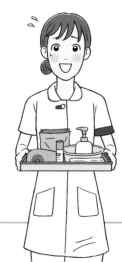

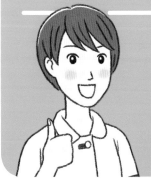

1章 消化器病棟ってこんなところ

口から食べた物を消化・吸収を行う臓器である消化器。
そんな消化器に疾患を抱える患者さんが入院する消化器病棟がどんなところか紹介します。

1 │ 消化器病棟にはこんな患者さんが入院しています

消化器は、口腔から食道・胃・十二指腸・小腸・大腸までの消化管に、消化吸収代謝機能を持つ肝臓・胆嚢・膵臓までを含んだ臓器です。

〈消化器のおもな疾患と検査・手術〉（黒字は疾患名、赤字は検査名・術式名）

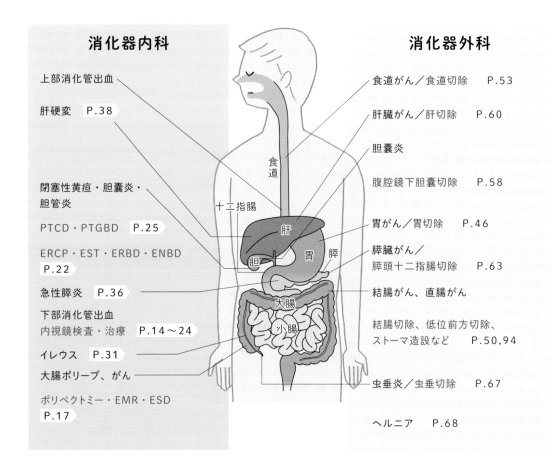

消化器内科

上部消化管出血

肝硬変　P.38

閉塞性黄疸・胆嚢炎・胆管炎

PTCD・PTGBD　P.25

ERCP・EST・ERBD・ENBD　P.22

急性膵炎　P.36

下部消化管出血
内視鏡検査・治療　P.14〜24

イレウス　P.31

大腸ポリープ、がん

ポリペクトミー・EMR・ESD　P.17

消化器外科

食道がん／食道切除　P.53

肝臓がん／肝切除　P.60

胆嚢炎

腹腔鏡下胆嚢切除　P.58

胃がん／胃切除　P.46

膵臓がん／膵頭十二指腸切除　P.63

結腸がん、直腸がん

結腸切除、低位前方切除、ストーマ造設など　P.50,94

虫垂炎／虫垂切除　P.67

ヘルニア　P.68

食道　十二指腸　肝　胆　胃　膵　大腸　小腸

　まずは消化器内科と消化器外科に分けて、疾患・症状と検査・処置・手術を関連づけてみましょう。

2 | 消化器ナースのある日勤

　消化器病棟に配属された新人ナースの皆さん、ようこそ！　まずは消化器病棟の看護師がどのように働いているのか、紹介します。消化器病棟の日勤の流れを知っておくと安心ですね。

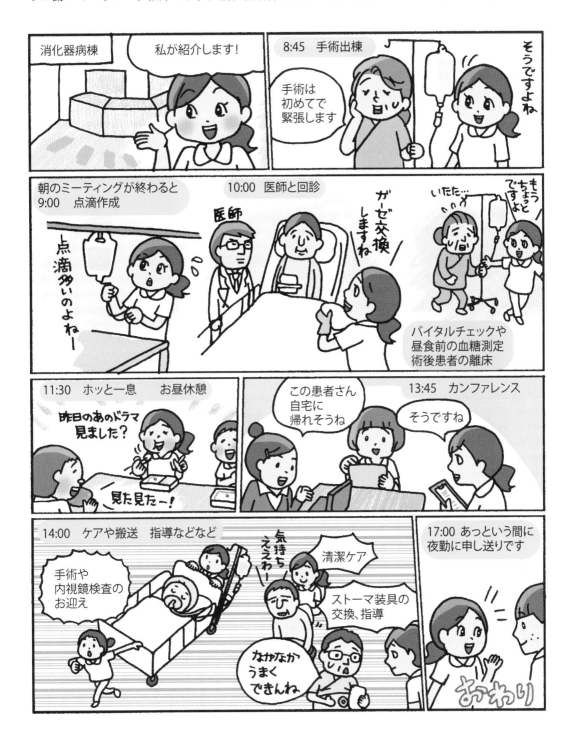

3 | 消化器病棟ではこんな知識や技術が習得できます

- 消化器病棟では口腔から大腸・肛門までのたくさんの臓器にかかわるため、実際の臨床での経験からもたくさんの知識を習得できます。また、消化器外科では周術期管理について、消化器内科では内視鏡治療を中心とした知識や技術も習得できます。ここではおもな3項目をご紹介します。

周術期管理の知識や技術など

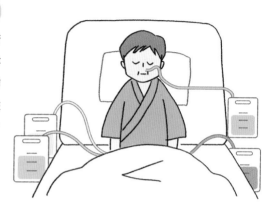

- 消化器外科では術前処置や術後のドレーン管理、創傷管理、疼痛管理などの周術期管理を学ぶことができます。術後に複数のドレーンが挿入されてくることが特徴で、ドレーン排液の性状や量から患者さんの身体の状態をアセスメントする知識が必要となります。

栄養管理の知識など

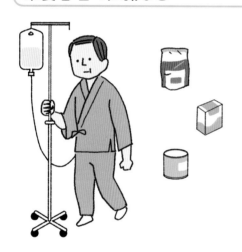

- 消化管の安静を保つために絶飲食となる患者さんが多いため、輸液管理やTPN（中心静脈栄養）管理が必要となります。また退院に向けて、自宅での食生活について指導をする場面もあり、経験を通して栄養管理に関する知識も習得できます。

ストーマに関する知識や技術など

- 手術でストーマ（人工肛門）を造設する患者さんがたくさんいます。
- ストーマ造設に関するオリエンテーション、サイトマーキング（位置決め）、装具交換の指導、退院後の生活指導や装具の管理指導など、ストーマに関する知識と技術を要する場面がたくさんあります。

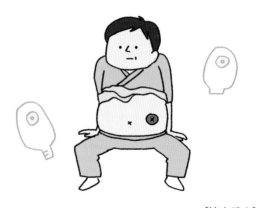

［濱中秀人］

2章 消化器領域の解剖を押さえておこう

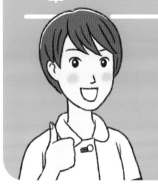

消化器は、食道や胃などの1本の管である消化管（管腔臓器）と、肝臓などの実質臓器から構成されています。
まずは、それぞれの臓器の位置と構造、働きを押さえておきましょう。

1｜管腔臓器

食道

①解剖学的特徴

- 約25cmの管状（くだじょう）の器官です。
- 3か所の生理的狭窄部（せいりてきょうさくぶ）があり、食べ物が詰まりやすい場所です。
- 気管や大動脈が近く、食道がんが浸潤（しんじゅん）しやすいです。

②生理学的特徴

- 摂取した食べ物を咽頭（いんとう）から胃に運びます。

▼ **食道の構造**

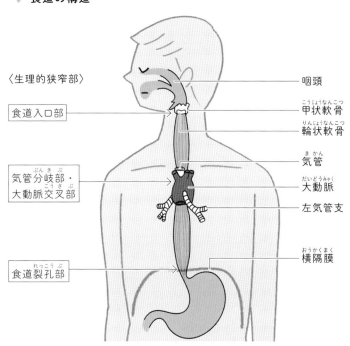

〈生理的狭窄部〉

食道入口部 ── 咽頭

甲状軟骨（こうじょうなんこつ）
輪状軟骨（りんじょうなんこつ）

気管分岐部・大動脈交叉部（ぶんきぶ・こうさぶ） ── 気管（きかん）
大動脈（だいどうみゃく）
左気管支

食道裂孔部（れっこうぶ） ── 横隔膜（おうかくまく）

胃

①解剖学的特徴

- 入り口が噴門、出口が幽門になります。胃がんは幽門側にできることが多いです。
- 胃のすぐ後ろには膵臓があり、胃の手術では膵臓を傷つけて膵液漏になることがあります。
- 膵臓や脾臓が近く胃がんが浸潤しやすいため、胃がん手術では膵臓や脾臓を合併切除することがあります。

②生理学的特徴

- 摂取した食べ物を貯蔵して、胃液と混合して消化し、十二指腸に送り出します。
- 食べ物は食後3〜6時間で十二指腸に送られます。そのため手術前や内視鏡前などは胃を空っぽにするために数時間の絶食が必要になります。

▼ 胃の構造

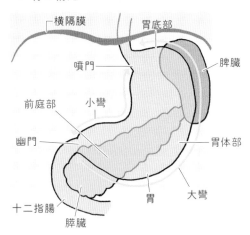

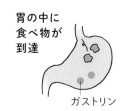

食べ物を食べる

摂食刺激が脳に伝達。迷走神経が働き、胃酸分泌を促進させる。

胃の中に食べ物が到達

粘膜が刺激を受けて、ガストリンが分泌される。胃酸分泌を促進する。

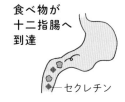

食べ物が十二指腸へ到達

セクレチンが分泌され、胃酸の分泌を抑制する。膵臓からインスリンが分泌される。

- 手術で胃が切除されると、食べ物が急速に小腸に送られ、過剰にインスリンが分泌され低血糖になることがあります（これを後期ダンピング症候群といいます）。

十二指腸・小腸

十二指腸

①解剖学的特徴

- 十二指腸の長さは25〜30cmあり、C字型に彎曲しています。
- ファーター乳頭（総胆管と膵管の開口部）があります。ERCPではここから造影用のチューブを入れたり、結石をドレナージするために切開する処置（EST）を行います P.22 。

②生理学的特徴

- 胃から送り込まれた食べ物と胆汁、膵液を混合して消化し、小腸に送り出します。

　胃の術後では、食後にダンピング症状を起こす患者さんもいます。食事摂取の指導も重要な看護です！

小腸

①解剖学的特徴

- 長さは約6mで、空腸、回腸に分けられます。空腸と回腸にはっきりとした境界はなく、空腸は摂取した食べ物が比較的早く通過し内部が空になっていることから、この名前がつきました。

②生理学的特徴

- 十二指腸にて胆汁、膵液と混合して消化された食べ物を、栄養として吸収します。

▼ **十二指腸と小腸の構造**

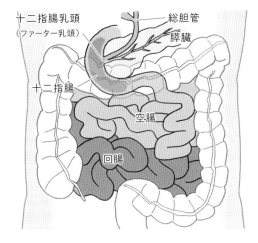

大腸

①解剖学的特徴

- 大腸は盲腸、結腸、直腸に区分され、成人では全長は約2〜3mあります。
- 直腸は肛門から近い部分の大腸で約20cmあります。直腸S状部、上部直腸、下部直腸に分けられます。肛門の近くにがんができると肛門を温存することが難しくなり、人工肛門（ストーマ）を造設することになります。

②生理学的特徴

- 大腸では食物から水分を吸収し、便を形成して排泄する役割があります。
- 腸の部位によって形成される便の性状や形が異なります。大腸の手術で、人工肛門が造設された場合は、人工肛門から出る便を観察する際に、重要な視点になります。

▼ **大腸の構造と部位ごとの便の性状**

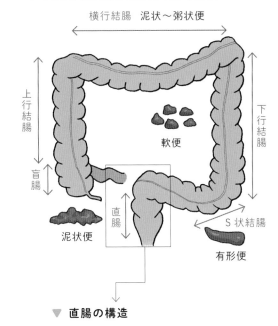

▼ **直腸の構造**

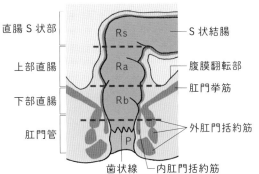

肝臓

①解剖学的特徴

・肝臓は右葉、左葉の二葉に分けられ、さらに4つの区域、8つの亜区域に分けられます。

②生理学的特徴

・肝臓内にグリコーゲンを貯蔵します。血糖値が低下したときなどはブドウ糖に分解して血液に送り、血糖値を上昇させます。

・胆汁を分泌します。

・血液中の薬物や有害物質を解毒します。

・**血液凝固因子（けつえきぎょうこいんし）**を生成します。

・三大栄養素（炭水化物・タンパク質、脂質）、ビリルビン、ビタミンを代謝します。

▼ 肝臓の区域分類

● 正面から見た図

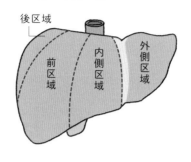

後区域　前区域　内側区域　外側区域

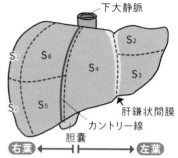

下大静脈　S_7　S_8　S_2　S_4　S_3　S_6　S_5　肝鎌状間膜　カントリー線　胆嚢

右葉 ←→ 左葉

フィブリノゲンやプロトロンビンをつくって、血液の凝固に関係します。

● 下面から見た図

胆嚢　固有肝動脈　S_5　S_4　S_3　S_6　S_1　S_2　S_7　門脈　肝鎌状間膜

＊S_8は肝の上面にあります。

胆嚢

①生理学的特徴

・胆嚢には肝臓でつくられた胆汁を、一時的に蓄える役割があります。

・胆汁は500～1,000mL/日ほど分泌され、脂肪の消化と吸収を促進します。

▼ 胆嚢と消化活動

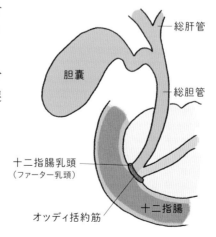

総肝管　胆嚢　総胆管　十二指腸乳頭（ファーター乳頭）　オッディ括約筋　十二指腸

肝臓で胆汁をつくり、胆嚢で保存
↓
十二指腸に食物が入る
↓
胆嚢が収縮し、オッディ括約筋が弛緩
↓
胆汁が十二指腸へ排出
↓
脂肪の消化と吸収を促進

膵臓

①解剖学的特徴

- 膵臓は膵頭部、膵体部、膵尾部に分けられます。
- 膵頭部は十二指腸に、膵尾部は脾臓と接しています。

②生理学的特徴

- 膵液を分泌する外分泌と、ホルモンを分泌する内分泌の機能があります。

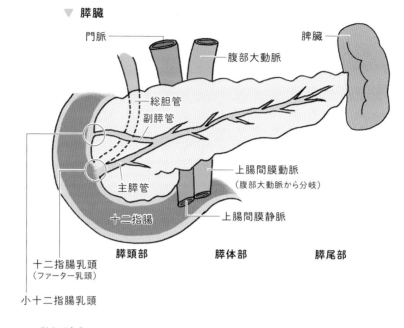

▼ 膵臓

門脈 / 脾臓 / 腹部大動脈 / 総胆管 / 副膵管 / 主膵管 / 上腸間膜動脈（腹部大動脈から分岐）/ 上腸間膜静脈 / 十二指腸 / 膵頭部 / 膵体部 / 膵尾部 / 十二指腸乳頭（ファーター乳頭）/ 小十二指腸乳頭

外分泌

- 膵液には三大栄養素すべての分解酵素があります。

  炭水化物（糖質）の分解酵素　アミラーゼ

  タンパク質の分解酵素　トリプシン、キモトリプシン

  脂質の分解酵素　リパーゼ

内分泌

- β細胞とα細胞があり、それぞれ違うホルモンが分泌されています。

  β細胞からのホルモン　インスリン（血糖値を下げる）

  α細胞からのホルモン　グルカゴン（血糖値を上げる）

[村井菜央]

お疲れさまでした！ここで取り上げた解剖生理はごく基本的なものです。
わからないところがあれば、ぜひご自身でも調べてくださいね。

3 章

消化器内科の 検査・治療と看護

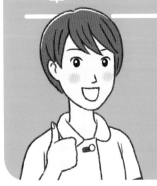

消化器内科ではおもに、内視鏡を用いた検査・治療、放射線などの画像を用いた治療（IVR：画像下治療）、薬剤を用いた治療などが行われます（施設によっては IVR は外科や放射線科の医師が行う場合もあります）。3 章では、前半は検査や治療のときの看護、後半は疾患から見た看護について解説します。

《内視鏡による検査・治療と看護》

1│上部・下部消化管内視鏡

上部・下部消化管内視鏡検査は「胃カメラ」「大腸カメラ」とよばれ、消化器病棟でもっとも多い検査のひとつです。

A 上部消化管内視鏡検査（胃カメラ）

検査の目的と検査前の看護

目的

- 食道・胃・十二指腸の観察や治療を行います。

検査前の看護

①絶飲食

- 検査前日の 21 時以降は絶食です。飲水は治療直前まで制限はありません。

> ただし固形物を含む飲料・ジュース・牛乳などは避けてもらいます。

②内服薬の確認と中止

- 検査当日の朝の内服薬は医師に確認します。
- 検査当日の朝は絶食になるため、**糖尿病治療薬は中止**します。
- 検査に続けて生検やポリペクトミーなどの治療の**可能性があれば、抗血栓薬を中止することがあります。抗血栓薬には抗凝固薬と抗血小板薬があり、薬剤によって中止期間が異なります。**

③そのほかの準備

- 出棟時には検査着に着替え、義歯や眼鏡、アクセサリーなどの金属類は外します。

内視鏡室での看護（前処置）

胃内の気泡・粘液の除去

- 胃内を観察しやすくするために消泡液（ガスコン®）、粘液除去剤（プロナーゼ）を内服します。

> 前処置の目的は、内視鏡検査や処置を行いやすくすることです。胃内をきれいにしたり、消化管の蠕動を抑えることで術者が操作しやすくなり、また喉の麻酔や鎮静薬を用いることで患者さんが安楽になります。

上部・下部消化管内視鏡検査は消化器病棟ではとても機会が多いので、検査前後の看護は必ず押さえておきましょう。

咽頭麻酔

- 咽頭麻酔には**ビスカス法**と**スプレー法**があり、施設によって異なります。

末梢静脈路の確保

- 鎮痙薬、鎮静薬などを投与する場合は**末梢静脈路を確保**します。

鎮痙薬の投与

- 食道や胃の蠕動運動が観察の妨げになるため、蠕動を抑制する**ブスコパン®やグルカゴン**を投与します。

  - **ブスコパン®**は緑内障（眼圧上昇）、前立腺肥大症（尿閉）、心不全・不整脈（心拍数増加、心不全増悪）では禁忌のため、その場合はグルカゴンを用います。
  - **グルカゴン**は褐色細胞腫（血圧上昇）では禁忌のため、どちらも使用できない場合は、胃内に直接投与する鎮痙薬であるミンクリア®を用います。

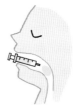
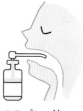

▼ 咽頭麻酔

● **ビスカス法**
キシロカイン® ビスカス2%というゼリー状の麻酔薬を喉の奥のほうで5分程度含んでもらった後に飲み込んでもらう。

● **スプレー法**
キシロカイン® ポンプスプレー8%を5回程度喉に直接噴霧する。

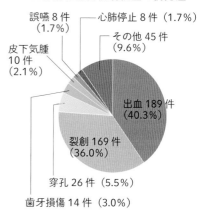

鎮静薬の投与

- 内視鏡検査の苦痛を和らげるために鎮静薬を用いる場合があります。
- ベンゾジアゼピン系鎮静薬のミダゾラム（ドルミカム®）、ジアゼパム（セルシン®、ホリゾン®）、フルニトラゼパム（サイレース®、ロヒプノール）などを使用します。
- 鎮静薬を使用した場合、**呼吸抑制**や**血圧低下**などの重篤な副作用を起こす可能性があり、死亡する例もあります。そのため呼吸状態、循環状態のモニタリングと注意深い観察が必要です。

検査後の看護

- 咽頭麻酔を行っているため、**検査後1時間は絶飲食**です。最初は水を少量飲んで、むせないことを確認します。
- 鎮痙薬の副作用である**目の症状（目がかすむ、まぶしいなど）、尿閉、動悸**などが生じていないか観察します。
- 鎮静薬を使用した場合は、**覚醒状態、呼吸状態、血圧、SpO₂**などに注意し、必要に応じて心電図や経皮的動脈血酸素飽和度（SpO₂）のモニタリングを行います。覚醒状態にもよりますが検査後30分〜1時間程度は安静にし、初めて歩行する際の転倒にも十分に注意します。
- 上部消化管内視鏡検査の偶発症発生率は0.005%[1]と報告されています。出血、裂創、穿孔などが挙げられており、**下血、吐血、腹痛**などの有無を観察します。

▼ 上部消化管内視鏡検査の偶発症[1]

- 誤嚥8件（1.7%）
- 心肺停止8件（1.7%）
- その他45件（9.6%）
- 皮下気腫10件（2.1%）
- 出血189件（40.3%）
- 裂創169件（36.0%）
- 穿孔26件（5.5%）
- 歯牙損傷14件（3.0%）

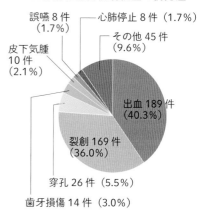

B 下部消化管内視鏡検査（大腸カメラ）

検査の目的と検査前の看護

目的

- 大腸の観察や治療を行います。

検査前の看護

①絶飲食

- 上部消化管内視鏡検査　P.14　と同様です。

②腸管処置

- 大腸を観察するためには**腸管内を空っぽにしておく**必要があり、そのために下剤や腸管洗浄液を内服します。
- **検査前日の眠前に下剤**のセンノシド（プルゼニド®）やピコスルファートナトリウム（ラキソベロン®）を内服します。
- **検査当日の午前中に腸管洗浄液**（ニフレック®など）を内服します。2L を 2 時間程度かけて飲んでもらいます。

●**ニフレック®の飲み方**（当院の場合）

10：00	200mL	11：15	200mL
10：15	200mL	11：30	200mL
10：30	200mL	11：45	200mL
10：45	200mL	12：00	200mL
11：00	200mL	12：15	200mL

- 便に固形物がなくなり、透明感のある液体になれば OK です。
- 腸内ガスを減らすために消泡液（ガスコン®）を内服します。

当院ではニフレック®を内服する直前に内服しています。

③そのほかの準備

- 上部消化管内視鏡検査と同様です。

▼ 便の性状

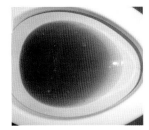

色が濃いのでまだダメ

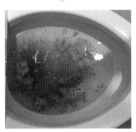

粒が多いのでまだダメ

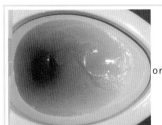　or　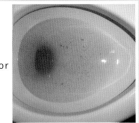

黄色透明で粒がまったくないので OK

粒がほとんどなくなって黄色透明になれば OK

内視鏡室での看護（前処置）

末梢静脈路の確保

- 鎮痙薬、鎮静薬・鎮痛薬を投与する場合は、末梢静脈路を確保します。

鎮痙薬の投与

- 大腸の蠕動運動を抑制するために**ブスコパン®**や**グルカゴン**を投与します。ブスコパン®、グルカゴンの禁忌は上部消化管内視鏡検査　P.15　と同様です。ブスコパン、グルカゴンが禁忌の場

　「腸管洗浄液（ニフレック）を飲むのがいちばん苦痛」と話す患者さんは多いです。

合は鎮痙薬を投与せずに行います。

鎮静薬・鎮痛薬の投与

- 使用する鎮静薬は上部消化管内視鏡検査 P.15 と同様ですが、**下部消化管内視鏡検査では痛みを伴うことが多く**、ペチジン塩酸塩やペンタゾシン（ソセゴン®）などの鎮痛薬を併用することが多いです。

検査後の看護

- 鎮痙薬や鎮静薬使用後の注意点は上部消化管内視鏡検査 P.15 と同様です。
- 下部消化管内視鏡検査の偶発症発生率は 0.011%[1] と報告されています。
- おもな偶発症は、**穿孔**が約 6 割と多く、検査後も腹痛などの腹部所見を観察する必要があります。
- また**心筋梗塞**や**脳梗塞**も報告されており、前処置による脱水が起因していると考えられます。

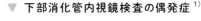
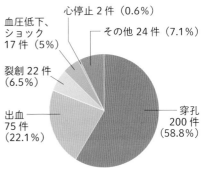

▼ **下部消化管内視鏡検査の偶発症**[1]

心停止 2 件（0.6%）
血圧低下、ショック 17 件（5%）
その他 24 件（7.1%）
裂創 22 件（6.5%）
出血 75 件（22.1%）
穿孔 200 件（58.8%）

[久保健太郎]

2 | 内視鏡を使った粘膜切除術（ポリペクトミー・EMR・ESD）

- 内視鏡を使った粘膜切除術は病変部の形態に合わせて切除方法を選択します。おもなものとして、ポリペクトミー、EMR（内視鏡的粘膜切除術）、ESD（内視鏡的粘膜下層剥離術）などがあります。

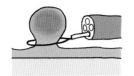

ポリペクトミー

高周波スネア（ワイヤー）をポリープの根元に掛けて焼き切って取り除きます。

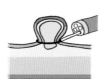

EMR

粘膜下に生理食塩水などを局所注入して病変部を浮き上がらせ、高周波スネアを掛けて切除します。

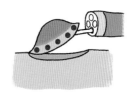

ESD

粘膜下に局所注射液を注入し、病変周辺の正常粘膜を専用の高周波ナイフで切開して粘膜下層を剥離し、病変を一括して切除します。

ポリペクトミー

- **内視鏡的ポリープ切除術**のことです。消化管にできたポリープを外科的に開腹することなく、短い入院期間で行うことができる切除術です。痛みもないため、患者さんへの侵襲が少ない手術です。**高周波スネア（ワイヤー）をポリープの根元に掛けて焼き切って取り除きます。**

ポリペクトミーの流れ

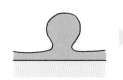 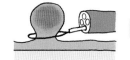

茎にスネアをかける。

スネアで茎を絞めて、電気を流す。

通電と、スネアで絞めることで切除する。

目的

- ポリープや初期のがんを切除します。切除したポリープを組織検査することで、良性か悪性か判断します。

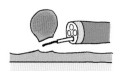

検査前・内視鏡室の看護については、胃のポリープ切除であれば上部消化管内視鏡検査と同様、大腸ポリープ切除であれば下部内視鏡検査と同様です。

適応と禁忌

①適応

- 食道、胃、十二指腸、大腸のポリープ
- リンパ節への転移の可能性が低く、内視鏡下で一括して切除できる悪性ポリープ
- **有茎型、亜有茎型**の5mm以下のポリープ

②禁忌

- 強い出血傾向にある患者さん
- 全身状態が悪い患者さん
- 患者さんの同意が得られない場合

▼ **ポリープの種類**

有茎型

亜有茎型

EMR・ESD の適応

無茎型

平坦型

メリットとデメリット

①メリット

- ESD（内視鏡的粘膜下層剥離術）に比べて手技が簡単で、外来で行える場合もあります。

②デメリット

- 術後は**出血、穿孔のリスク**があります。観察のみの内視鏡検査に比べ、治療的内視鏡検査後の偶発症発生率は0.67%[1]です。死亡事案もあり、そのなかでもとくに70歳以上の高齢者での死亡が全体の3/4[1]を占めています。
- 切除できるポリープの大きさに制限があります。

治療後の看護

- 上部・下部消化管内視鏡検査後と同様の看護 P.15,17 に加え、切除術（ポリペクトミー、EMR）後、2週間は出血を予防することが必要です。

①**出血を予防するために守ってもらう注意点**

- 食物繊維の多い食品、香辛料の強い刺激物、冷たい飲み物やアルコールは避けてもらいます。

  理由 これらは下痢をひき起こしやすい飲食物です。下痢を生じると腸管内の圧が高まり、出血を引き起こすリスクも高くなります。また、アルコールは切除部分を充血させるため、とくに出血のリスクを高めることになり危険です。

治療後1週間は、とくに注意！！

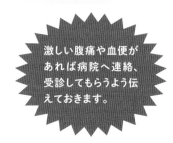

激しい腹痛や血便があれば病院へ連絡、受診してもらうよう伝えておきます。

- 術後当日はシャワー浴程度とし、翌日以降も長時間の入浴は控えてもらいます。

  (理由) 血流がよくなるため、出血につながるおそれがあります。

- 激しい運動や重労働は避けてもらいます。排便のときもいきまず、自然な排泄を心がけてもらいます。

  (理由) ポリープ切除後の腸壁は弱くなっています。腹圧が加わる行動は、出血をひき起こす可能性があります。

EMR（内視鏡的粘膜切除術）

- **粘膜下に生理食塩水などを局所注入して病変部を浮き上がらせ、高周波スネアを掛けて切除します**。病変部を浮き上がらせることでスネアを引っ掛けやすくし、かつ穿孔のリスクを下げます。
- 「治療の目的」「禁忌」「治療後の看護」は「ポリペクトミー」 P.18 と同じです。
- 前処置は「上部・下部消化管内視鏡検査」と同じです P.14 。
- メリット・デメリットは「ポリペクトミー」 P.18 と同じです。

EMRの実際

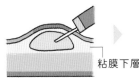 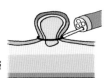 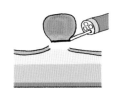 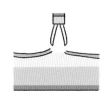

| 粘膜下層に局所注射する。 | 浮き上がった病変部にスネアをかける。 | 通電し、スネアを絞めて切除する。 | 必要時は止血・縫縮を行う。 |

適応

- リンパ節への転移の可能性が低く、内視鏡下で一括して切除できる悪性ポリープ。
- 無茎型または平坦型の、潰瘍のない 2cm 以下のもの。

ESD（内視鏡的粘膜下層剥離術）

- **粘膜下に生理食塩水などの局所注射液を注入して病変部を浮かせ、病変周辺の正常粘膜を専用の高周波ナイフで切開して粘膜下層を剥離、病変を一括して切除します**。EMR と違い、2cm を超える大きさの平坦ながんも切除できます。また広範囲での一括切除が可能なため遺残や局所再発のリスクを下げることができます。
- 前処置は「上部・下部消化管内視鏡検査」と同じです P.14 。

ESDの実際

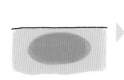 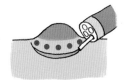 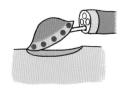

| 病変の周りをマーキングする。 | 粘膜下層に局所注射し、病変部を浮かせて高周波ナイフで切開する。 | 粘膜下層を剥離し、剥離面に粘膜保護剤を散布して終了。 |

治療後の偶発症（合併症）を知っておくことで、もしも！！のときに落ちついて対応できると思います。
偶発症が出現した場合のイメージトレーニングをしておくことはとても良いです。

適応と禁忌

- 咽頭、食道、胃、十二指腸、大腸の粘膜内病変で、早期のものが適応となります。
- 禁忌はポリペクトミーや EMR　P.18　と同様です。

①胃がんの場合

- **分化型**、粘膜内、潰瘍なしであれば大きさは問いません。
- 分化型、粘膜内、潰瘍があれば3cm以下を適応とし、**未分化型**については、粘膜内、潰瘍なし、2cm以下であれば症例によっては適応としています。

②食道がんの場合

- 深達度が粘膜上皮または粘膜固有層までの病変を適応とします。

③大腸がんの場合

- 深達度が粘膜下層浅層までの大型病変で、一括切除が必要と診断されたものを適応とします。

●**分化型と未分化型**

胃がんは腺がん（腺組織とよばれる上皮組織から発生するがん）に分類されるがんです。腺がんは大きく、分化型、未分化型に分類されます。

▼ **ESDの適応となる範囲**

●胃がん　●食道がん　●大腸がん

粘膜上皮
粘膜固有層
粘膜下層
固有筋層
漿膜
腫瘍

メリットとデメリット

①メリット

- 広範囲に一括切除できることで、遺残や局所再発の危険性を下げることができます。
- より正確な病理診断が可能になります。

②デメリット

- 手技がむずかしいため術者の熟練した技術が必要であり、出血や穿孔など術後の偶発性を招く危険があります。
- 大きな病変に対しては治療に時間を要することがあり（通常2～3時間）、1週間～10日程度の入院が必要です。

治療後の看護

①出血

- 内視鏡による偶発症（合併症）に出血があり、治療後2～3日以内に起こることが多いため、症状の出現、状態変化に注意する必要があります。
- **出血すれば吐下血や血便**　P.28,29 などが見られます。便の一部に少量の血液が混入する程度の血便であれば、安静にすることで自然止血することがほとんどですが、便全体が血液で赤く染まったような血便の場合などには、止血処置や輸血が必要となる場合があります。
- **血圧低下や意識レベルの観察**を行い、必要時は心電図モニター管理を行います。

▼ **出血の観察のポイント**

□ 吐下血や血便の有無
□ 血圧低下の有無
□ 意識レベル低下の有無

20

分化型＝がん細胞が粘膜構造を残しながらまとまって増殖します（膨張性）。
悪性度は比較的低く、高齢者・男性に多いです。

②穿孔

- 食道で穿孔が生じた場合は、縦隔の炎症や、胸膜まで損傷が及ぶと気胸を併発することがあります。そのような場合、発熱、胸痛、皮下気腫、呼吸状態の悪化などが生じます。
- 胃・十二指腸の穿孔が生じた場合は、消化液が腹腔内に流れて腹膜炎を起こすことがあります。広範囲の腹膜炎（反撥性腹膜炎といいます）を起こすと、強い腹痛や**腹膜刺激症状**が生じ、重症化することもあります。

● **腹膜刺激症状**
腹膜に炎症などの異常があるときに出現する症状です。代表的なものに、筋性防御、ブルンベルグ徴候があります。

筋性防御 腹部を手のひらで軽く圧迫すると腹壁が硬く触れ、緊張している状態になります。

ブルンベルグ徴候 腹部を手のひらで徐々に圧迫し、その手を急に離したときに強い痛みを感じます。反跳痛や反動痛ともよばれます。

- 小さな穿孔であれば保存的治療で治癒することもありますが、症状が増悪した場合は外科手術が必要になります。

③術後誤嚥性肺炎

- ESD は施行時に気道確保は行わず、鎮静薬を静脈内投与して意識下鎮静とし、左側臥位で行うのが一般的です。そのため、処置が長時間に及んだ場合や高齢者などでは、術後誤嚥性肺炎を生じるリスクがあります。
- **発熱や呼吸状態を観察**します。

④そのほかの合併症

- **薬剤による過鎮静**に注意し、覚醒状態、呼吸状態を評価します。また、鎮静薬過量によって心肺機能不全などを生じることがあります。こうした合併症にも注意が必要です。
- 術前から全身状態や既往歴を確認し、術後合併症発生リスクを予測しておきましょう。

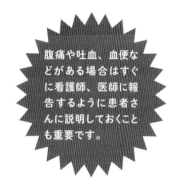

腹痛や吐血、血便などがある場合はすぐに看護師、医師に報告するように患者さんに説明しておくことも重要です。

ESD後2か月間の注意点

治療によってできた消化管の創が完治するには、2か月もかかります。

- 激しい運動や重労働は避けてもらいます。
- 食事は規則正しく、ゆっくりとよく噛んでもらい、消化のよい食事が基本です。
- 禁酒してもらい出血リスクを下げます。創治癒をうながすためにも禁煙が望ましいです。
- 強い腹痛、吐血、下血、黒色便があれば病院へ連絡、受診してもらいます。
- 中止している抗血栓薬の再開時期は、医師の指示に従ってもらいます。
- 術後偶発性の出血と穿孔以外に、2週間から2か月で狭窄を起こす可能性もあります。
- 部位によって狭窄のあらわれ方に違いがあります。

上部 ESD 術後 食べ物がつかえる可能性があるため、食事はよく噛んで摂取してもらいます。

下部 ESD 術後 腸閉塞を起こす可能性に注意します。

［北野一美］

未分化型＝がん細胞の形や並び方に粘膜構造が少なく、パラパラと広がるように増殖します（びまん性）。悪性度が比較的高く、若年者・女性に多いです。

3 | ERCPとそれに続く胆道の治療 （ERCP・EST・ERBD・ENBD）

ERCP・EST・ERBD・ENBDの目的、適応、メリット・デメリット

- ERCPとは、十二指腸乳頭部（ファーター乳頭）から細いチューブを挿入し、膵臓や胆道系疾患の観察・診断を行う処置です。ERCPに続けてESTやERBDなどの治療が行われます。

ERCP（内視鏡的逆行性膵胆管造影検査）

- 膵臓や胆道系疾患の観察や診断を行います。
- 十二指腸乳頭部から細いチューブを胆管や膵管に挿入し、造影剤を注入してレントゲン撮影を行います。また、胆汁や膵液の組織や細胞を採取し、確定診断に用いられることもあります。
- ERCPに続けて、ドレナージ術や乳頭切開などの治療が行われることが多いです。

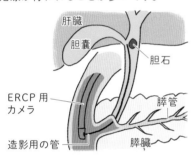

ERBD（内視鏡的胆道ドレナージ）

- 胆管の狭窄部位に、プラスチックまたは金属のステントを留置して、胆汁を十二指腸に排泄する内瘻術です。

メリット
- 患者さんの行動制限や苦痛が少ない
- 長期間、複数本のステント留置が可能
- 事故抜去の危険がない

デメリット
- 胆汁の量や性状を観察できない
- チューブ抜去の際に再度内視鏡が必要
- 逆行感染のリスクがある

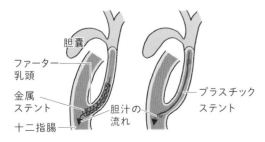

EST（内視鏡的乳頭括約筋切開術）

- 内視鏡下に高周波電気メスを用いて、十二指腸乳頭括約筋を切開する処置です。ステント留置や採石などが行いやすくなります。

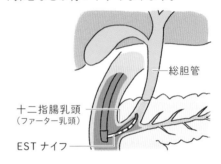

ENBD（内視鏡的経鼻胆管ドレナージ）

- 胆管の狭窄部位に細くて長いチューブを挿入し、鼻腔へと誘導して経鼻的に胆汁を排泄する外瘻術です。

メリット
- 胆汁の量や性状を直接観察できる
- 内視鏡を再挿入せずに抜去ができる
- チューブの洗浄や造影ができる
- 培養や細胞診が何度でもできる

デメリット
- 患者さんの行動制限や苦痛が強い
- 事故抜去のリスクがある

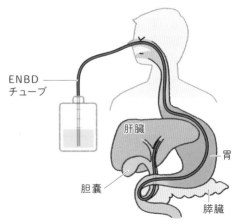

検査・治療前の看護

口から十二指腸まで内視鏡を挿入するのは、上部消化管内視鏡検査と同じです。

絶飲食

- 検査前日の 21 時以降は絶食です（上部消化管内視鏡検査　P.14　と同じ）。

内服薬の中止

- 検査当日〜翌日朝まで絶食のため、絶食期間中、糖尿病治療薬は中止します。
- 検査当日の朝の内服薬は医師に確認します。
- ERCP に引き続き、総胆管結石（そうたんかんけっせき）や閉塞性黄疸などの侵襲的な治療を行うことも多いため、抗血栓薬の中止の必要の有無を医師に確認します。

そのほかの準備

- 出棟時は検査着に着替えて、義歯や眼鏡、アクセサリーなどの金属類は外します。
- 検査には造影剤を使用するため、必ず造影剤のアレルギーの有無を確認します。
- 腹部の手術歴の有無を確認します。胃の手術後や上部消化管に狭窄がある場合は、内視鏡的治療ができないこともあるため、PTCD（経皮経肝経胆管ドレナージ　P.25 ）などが適応されます。

内視鏡室での看護（前処置）

①末梢静脈路の確保

- 必ず鎮静薬を使用するため、末梢静脈路を確保しておきます。

②モニタリング機材などの装着

- モニタリングのため、血圧計やパルスオキシメーター、またマウスピースを装着します。

③薬剤の投与

- 咽頭麻酔や鎮痙薬、鎮静薬　P.15 、**蛋白分解酵素阻害薬**（たんぱくぶんかいこうそそがいやく）を投与します。

検査は腹臥位で行うため、腹臥位になる前にモニタリング器材を装着しておきます。

偶発症である膵炎（すいえん）を予防するために、ナファモスタットメシル酸（フサン®）、ガベキサートメシル酸（エフオーワイ®）、ウリナスタチン（ミラクリッド）を点滴しながら検査を行います。

検査後の看護

- 咽頭麻酔を行っているため検査後 1 時間は絶飲食です。腹痛や嘔吐がなければ、1 時間後から水かお茶を飲むことができます。
- 鎮静薬、鎮痙薬を使用しているため副作用の症状　P.15　に注意します。**覚醒状態、呼吸状態、血圧、SpO₂ などに注意**し、必要に応じて心電図・SpO₂ のモニタリングや酸素投与を行います。初回歩行時は転倒にも十分気を付けます。
- また帰室時に覚醒不良の場合は、患者さんが無意識のうちにENBD チューブを**事故抜去してしまう危険**（じこばっきょ）もあります。チューブの確実な固定や、覚醒するまではとくに頻回な訪室が重要です。

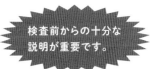
検査前からの十分な説明が重要です。

家族の協力が得られる場合は、覚醒するまで付き添ってもらいましょう。

- 検査から2〜3時間後に、**血中アミラーゼや炎症反応の値**の確認のために採血を行います。
- 検査翌日の朝も採血を行い、急性膵炎などの偶発症や減黄ができているかを確認します。またこの値は安静度や食事開始の指標となります。

> この値は、とくに気を付けなければならない合併症である、急性膵炎の指標になります。
> 身体所見と合わせて評価します。

おもな偶発症

- 診断的ERCPでは偶発症の発生率が0.325％ですが、治療的ERCP（EST・ERBD・ENBDなど）の偶発症発生率は0.994％[1]と報告されています。
- もっとも多い偶発症は**急性膵炎**で、次いで**穿孔**、**出血**であり、重篤化すると死に至るケースもあるので注意が必要です。

(急性膵炎のおもな症状) 心窩部痛、発熱、悪心、嘔吐、腹膜刺激症状、尿量減少、血中アミラーゼ値の上昇、呼吸不全など

(穿孔のおもな症状) 腹痛、腰背部痛、悪心、嘔吐、発熱、腹膜刺激症状など

(EST後出血のおもな症状) 血圧低下、ショック、腹痛、悪心、嘔吐、下血など

急性膵炎

- ERCP後膵炎の早期診断について『ERCP後膵炎ガイドライン2015』では「ERCP後2〜6時間の血清膵酵素測定（おもに血中アミラーゼ）が推奨される」[2]とされています。2時間、3時間、4時間、6時間でそれぞれ膵炎の早期発症の感度を調べていますが、どの時間帯で採血するのがいちばんよいかは決まっていません。

> 当院ではERCP3時間後に採血を実施しています。

- 血中アミラーゼが正常上限の2〜3倍以上であれば急性膵炎と診断されます。その後、厚生労働省の急性膵炎の重症度判定基準に基づいて、重症度の判定が行われます。

▼ **急性膵炎の重症度判定基準と重症度スコア**（厚生労働省）

予後因子①	ショック、呼吸困難、神経症状、重症感染症、出血傾向、$Ht \leqq 30\%$、$BE \leqq -3mEq/L$、BUN40mg/dL 以上または Cr2mg/dL 以上	各2点
予後因子②	$Ca \leqq 7.5mg/dL$、$FBS \geqq 200mg/dL$、$PaO_2 \leqq 60mmHg$、$LDH \geqq 700IU/L$、総蛋白 $\leqq 6.0g/dL$、プロトロンビン時間 $\geqq 15$ 秒、血小板 $\leqq 10$ 万 $/mm^3$	各1点
予後因子③	SIRS診断基準[※] $\geqq 3$ 個	2点
	年齢 $\geqq 70$ 歳	1点

3点以上で重症と分類され、集中治療が必要です。また軽症・中等症と診断された場合も、十分な輸液管理や、モニタリング、疼痛コントロールを行い、注意深く観察していく必要があります。

※ SIRS診断基準項目
・体温38℃以上または36℃以下
・脈拍90回/分以上
・呼吸数20回/分以上または $PaO_2$32mmHg 以下
・白血球数 12,000/mm³ 以上または 4,000/mm³ 以下、または10%を超える幼若球の出現

[西川あゆみ]

《ドレナージによる治療と看護》

4 | 胆管や胆嚢のドレナージ（PTCD・PTGBD）

- PTCD（経皮経肝胆管ドレナージ）や PTGBD（経皮経肝胆嚢ドレナージ）は、腫瘍や結石で閉塞している胆汁の流れを確保し、黄疸を軽減させる方法のひとつです。減黄方法には**内視鏡的なドレナージ**と**経皮的なドレナージ**があります。ここでは経皮的ドレナージを中心に解説します。

内視鏡的ドレナージ ◀P.22

ENBD（内視鏡的経鼻胆管ドレナージ）

- 経鼻的に胆管内にチューブを留置し、胆汁を体外に排出する外瘻法。

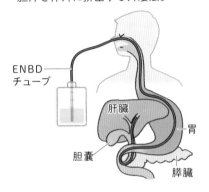

ENBD
チューブ

肝臓
胃
胆嚢
膵臓

ERBD（内視鏡的逆行性胆管ドレナージ）

- 十二指腸乳頭を介して胆管内にステントを留置し、胆汁を十二指腸へ排出する内瘻術。

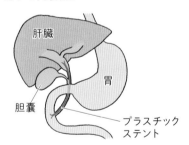

肝臓
胃
胆嚢
プラスチックステント

適応

- 胆管結石や胆管の閉塞で、閉塞性黄疸や急性胆管炎が発症した場合に内視鏡的ドレナージを行います。
- ENBD は胆汁量や性状の観察が直接できますが、事故抜去の危険性があります。
- ERBD は患者さんの苦痛や行動制限はありませんが、胆汁の量や性状を直接観察できず、ステント閉塞が起こると発熱や黄疸出現などが起こります。

経皮的ドレナージ

PTCD（経皮経肝胆管ドレナージ）

- 超音波画像を見ながら経皮的に肝内胆管を穿刺し、チューブを留置する方法。

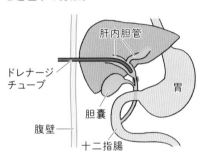

肝内胆管
ドレナージチューブ
胃
胆嚢
腹壁
十二指腸

PTGBD（経皮経肝胆嚢ドレナージ）

- 超音波画像を見ながら、経皮的に肝臓経由で胆管や胆嚢に穿刺し、チューブを留置する方法。

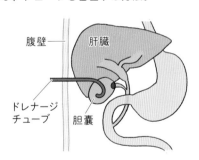

腹壁
肝臓
ドレナージチューブ
胆嚢

適応

- 閉塞性黄疸や胆管炎・胆嚢炎に対して経皮的ドレナージを行います。
- 上部消化管が閉塞している場合や胃の手術後などの場合は PTCD を行います。
- 高齢者や手術の侵襲が大きく、リスクが大きい場合は PTGBD を行います。

胆石が原因で急性胆嚢炎を発症した場合は、基本的に腹腔鏡下胆嚢摘出術を行います。しかし、高齢者や手術を行うにはリスクが高い場合は、PTGBDを行い、胆嚢炎による症状の緩和を行います。

目的

PTCD 腫瘍や結石などによる閉塞性黄疸や胆管炎の治療で、胆管内の胆汁を排出します。

PTGBD 胆嚢結石や胆嚢がんなどで胆汁の流れが滞り、胆嚢炎を起こした場合に、胆嚢内の胆汁を排出します。

治療前の看護

絶飲食

- 治療前は絶食となります。

治療が午前中なら朝食、午後なら昼食を絶食とします。

- 飲水は直前まで行ってもよいですが、固形物を含む飲水は控えてもらいます。

内服薬の中止

- 待機的に行う場合には可能な限り抗血栓薬を休薬します。緊急の場合は内服したまま行わなければならない場合もあります。

そのほかの準備

- 出棟時に検査着に着替え、義歯や眼鏡、アクセサリーなどの金属類は外します。

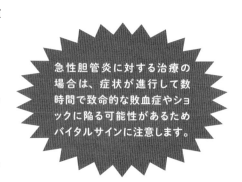

急性胆管炎に対する治療の場合は、症状が進行して数時間で致命的な敗血症やショックに陥る可能性があるためバイタルサインに注意します。

治療中の看護（前処置）

末梢静脈路の確保

- 治療前から治療後にかけて循環動態の管理や鎮静薬などを投与するため、末梢静脈路を確保しておきます。

鎮痛薬の投与

- 穿刺時の疼痛を和らげるために**鎮痛薬**を投与します。
- 非麻薬性オピオイドのソセゴン®などを使用します。
- チューブ挿入時の疼痛や治療に対しての不安で、徐脈や血圧低下など**迷走神経反射**を起こす可能性があるので、予防のため鎮痙薬の硫酸アトロピンを投与することがあります。

鎮痛薬の副作用で、呼吸抑制や血圧低下など、重篤な症状を起こす可能性があります。

治療後の看護

ベッド上安静と絶食

- 治療終了後は、穿刺後出血予防やカテーテル逸脱予防のため、翌朝まで絶食・ベッド上安静とします。飲水は可能です。ベッド上安静について患者さんに十分に説明し、排尿時は尿器を用います。
- 翌朝、出血がなくレントゲン検査でカテーテルの位置に問題がないことを確認し、食事開始・安

トラブルや感染防止対策として、チューブの抜去や屈曲、ねじれを確認します。また挿入部よりもバッグの位置を低くしたり、チューブとバッグの接続が外れないように、ゆがみがないか確認します。

静解除となります。

- 治療の影響で胆汁中の細菌が血液中に逆流して、一時的に**敗血症**を起こす危険性があります。敗血症の症状はおもに悪寒戦慄や血圧低下です。安静解除までモニター管理し、バイタルサインに注意します。

排液量の観察

- 排液量は穿刺位置や病態によって異なります。極端に排液量が増えたときは、**脱水**を起こす危険性があります。尿量減少や口渇などの症状に注意します。排液量が極端に減少したときは**チューブの閉塞や逸脱の可能性**があります。ただし、PTGBDでは症状が改善した結果として排液がなくなる場合もあります。
- 黄褐色が正常な排液の色ですが、感染している場合は緑色、出血した場合には血性排液となるため、定期的に観察します。
- ドレナージ不良を生じると、胆汁がうっ滞して**胆管炎**を発症するおそれがあります。

● 敗血症

感染症によって組織障害や臓器障害をきたした状態。集中治療室（ICU）での全身管理および治療が必要になり、ショックや著しい臓器障害をきたした場合は死に至ることもめずらしくありません。

▼ PTCDの排液の正常な状態

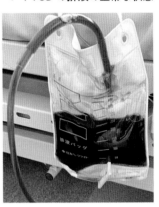

▼ 合併症の観察のポイント

おもな合併症	考えられる要因	観察ポイント
出血	■ 胆管は門脈や動脈と隣接しているため、穿刺やチューブ留置による肝臓からの出血や、穿刺時に血管損傷を起こす可能性がある。	■ バイタルサイン（頻脈や血圧低下） ■ 挿入部からの出血の有無 ■ 腹痛（腹膜刺激症状） ■ 排液の量・性状
気胸・血胸	■ 肝臓は胸腔と隣接しており、右葉からの穿刺の際、肋間動脈損傷や肺への誤穿刺を生じると気胸や血胸を起こす。	■ 胸痛の有無 ■ 呼吸困難の有無 ■ 酸素飽和度低下
消化管穿孔	■ 穿刺時に胃や腸を損傷することで穿孔を起こす可能性がある。重篤になると腹膜炎を発症し、手術が必要となる。	■ 腹痛（腹膜刺激症状）の有無 ■ 炎症反応高値
事故抜去	■ 呼吸や体動の影響でチューブが体内でたわみ、自然と抜けてしまうことがある。固定部に変化がなくても腹腔内に逸脱している可能性がある。	■ 排液の量・性状 ■ チューブの固定位置確認（PTCD、PTGBDの場合）

［池田優奈］

手術や内視鏡検査などの処置後、合併症を起こす危険性があります。日ごろから患者さんの状態（バイタルサイン、腹部症状、排液の色や量などの性状）を観察する必要があります。気を付けて観察することで異常の早期発見にもつながります。

5 ｜ 消化管出血

どんな病気？

- 消化管出血とは、食道、胃、十二指腸、小腸、大腸から出血し、血を吐いたり（吐血）、便に血が混じったりすること（下血）をいいます。
- 多量の出血を認めた場合、出血性ショックに陥る危険性があり、全身状態を観察し、早急なドクターコールが重要です。

出血性ショックとは

- ✓ 出血性ショックとは、血液の循環が悪くなって、全身の組織や臓器に十分な血液が運ばれない状態のことです。この状態が続くと臓器に酸素や栄養が十分運ばれなくなるので、組織や臓器に重大な障害を起こします。
- ✓ 全血液の20%以上の血液がなくなると、ショック症状　P.73　が現れるといわれています。
  - 例 体重50kgの場合、全血液の20%は800mL。30%である1,200mLの出血で生命の危機となる。

▼ 消化管出血に対するフローチャート

吐血・下血
↓
既往歴やリスク薬剤の聴取、身体所見、血液検査
↓
バイタルの安定化（輸液、輸血）
↓
出血源の精査
↓ 腹部CT、US
緊急処置（止血手術、内視鏡、IVR）
or
準緊急処置（上部・下部消化管内視鏡）

吐血とは

- 吐血とは、上部消化管（食道、胃、十二指腸）から出血した血液を嘔吐することです。小腸より手前（口側）で出血していると考えられます。

「吐血」と「喀血（かっけつ）」はどう違うの？

吐血：上部消化管からの出血
喀血：肺や気道からの出血
※喀血の原因には肺結核や気管支拡張症、肺がんなどがあります。

	吐血	喀血
嘔　吐	あり	なし
咳や痰	なし	あり
性　状	コーヒー残渣様 鮮やかな赤色	鮮やかな赤色 泡立っている
腹部の症状	あり	なし

●コーヒー残渣様（ざんさよう）

大量に出血が起これば、すぐに吐血されるので鮮やかな赤色をしています。出血が少量であったり、胃での停滞時間が長く血液が酸化すると、「コーヒー残渣様」とよばれる黒っぽい色になります。一般的に、食道での出血は鮮やかな赤色、胃からの出血ではコーヒー残渣様と考えてよいでしょう。

コーヒー残渣様

鮮やかな赤色

▼ 吐血が生じた場合に考えられる原因疾患

食道	食道静脈瘤破裂、食道がん、食道炎、胃食道逆流症、マロリー・ワイス症候群など
胃	胃潰瘍、急性胃粘膜病変、胃静脈瘤破裂、胃がん、胃悪性リンパ腫など
十二指腸	十二指腸潰瘍など

そのほか 血液疾患、歯肉出血、口腔内のがん、鼻出血など

下血とは

- 下血とは、血液、または血液が混じった便を肛門から排泄することをいいます。下部消化管（小腸、大腸）からの出血だけでなく、食道や胃などの上部消化管を含めたすべての消化管からの出血で生じます。出血している部位や原因によって排泄時の便の色調などが違います。

- 食道や胃などの上部消化管から出血すると、便として排泄されるまでに8～10時間ほどかかります。その間に、ヘモグロビンが胃酸や消化液、腸内細菌の作用を受けて血液が酸化し、黒褐色（タール便／黒いねっとりした悪臭を放つ黒色便）となります。

- 下部消化管での出血の場合、鮮やかな赤色の血便となることもあります。

①下血の特徴と、考えられる出血部位

タール便（黒色便） タール便がみられたら、おもに胃、十二指腸からの出血を考えます。ただし、出血の程度や排泄までに時間がかかると空腸や回腸、盲腸や上行結腸からの出血でもタール便になることがあります。

暗赤色の便 食道静脈瘤破裂や胃の動脈からの大量出血が考えられます。

鮮血の混じった便 横行結腸より肛門側の部位や、肛門に近い位置での出血（痔 P.70 、腫瘍など P.71 ）が考えられます。

表面に鮮血が付着した便 S状結腸や直腸からの出血、痔などが疑われます。

膿や粘液が混じった便 潰瘍性大腸炎 P.42 や感染による腸炎を考えます。

②下血が生じた場合、考えられる原因疾患

- 上部消化管での病変については、吐血 P.28 を参照してください。

- 小腸以降の病変として、憩室出血、痔核 P.70 、大腸ポリープ、大腸がん、潰瘍性大腸炎 P.42 、クローン病 P.42 、感染性大腸炎、虚血性大腸炎などが考えられます。

「下血」と「血便」はどう違うの？

血便：血液の混じった赤い便。おもに下部消化管からの出血。
下血：血液の混じった、粘り気のある黒い便。おもに上部消化管からの出血。
（日本消化器内視鏡学会用語委員会編. 消化器内視鏡用語集. 第4版より）

▼ 下血の種類

タール便

暗赤色

鮮血の混じった便
表面に付着した便

膿や粘膜が
混じった便

何を観察するの？

バイタルサインの観察

- 大量の吐血や下血の場合は出血性ショックに陥る危険性があります。

- 血圧、心電図、酸素飽和度をモニタリングし、バイタルサインの変化を観察します。

- ショックの徴候 P.73 がないかを観察します。

コールタールとは石炭の乾留によって出る黒い粘稠の液のことで、
コールタールに似ているため、タール便とよばれます。

吐血や下血の観察

- 吐血や下血の色や性状、量を観察します。
- 色や性状の変化も重要な情報です。出血から時間が経過することによって消化液と血液が反応し、色や性状が変化します。たとえば胃潰瘍からの出血による吐血の場合、最初は鮮血ですが、潰瘍からの出血が止まり吐血に至るまで胃内に停滞する時間が長いと、吐血の色は鮮血から暗血性、さらに時間が経てばコーヒー残渣様と変化します。このように色や性状の変化は、出血が持続しているのか、治ってきているのかの評価をするうえで重要です。

病歴を聴取する

- 患者さんが普段内服している薬剤、既往歴、治療歴で消化管出血の原因が推測できたり、観察する際に注意すべきことがあります。

▼ 聴取内容からの推察や注意事項

内服薬	
NSAIDs 副腎皮質ステロイド	▪ 胃・十二指腸潰瘍形成リスクが高い
抗血栓薬（抗血小板薬、抗凝固薬）	▪ 胃・十二指腸潰瘍形成リスクが高い。止血しづらい
鉄剤	▪ ヘモグロビン値に影響し、貧血の評価に注意が必要 ▪ 便が黒色になるため下血の評価がしづらい
既往歴	
肝硬変	▪ 食道静脈瘤の形成リスクが高い
消化性潰瘍、腫瘍、痔核	▪ 病変からの出血リスクが高い
脳梗塞、心筋梗塞	▪ 抗血栓薬を内服している可能性が高い
緑内障、前立腺肥大症、心疾患、イレウス	▪ 内視鏡治療時に使用する鎮痙薬（ブチルスコポラミン）の禁忌疾患。内視鏡治療が必要な場合には、事前に把握しておく必要がある
治療歴	
内視鏡治療後（ポリープ切除後など）	▪ 治療部位から出血を起こしやすい

どんな治療をするの?

- 消化管出血における内視鏡治療は、一般的に**バイタルサインが安定した時点で行われます**。輸液や輸血を行ってもバイタルサインが不安定な場合や、鮮やかな赤色の血液が持続的に排泄されている場合には、**緊急内視鏡による止血術**を行います。

- 循環動態の確保がもっとも重要で、**ショックと診断されれば1～2Lの急速輸液**が行われます。急速輸液で循環動態が安定すれば自然止血の可能性が高く、点滴速度を遅くして出血源の精査が行われます。

- 点滴速度を遅くしてもバイタルサインが不安定となる場合、また急速輸液後もバイタルサインが安定化しない場合は、輸血が必要になることがほとんどです。

▼ 治療のフローチャート

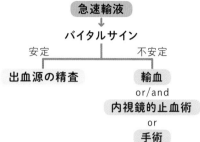

同時に、緊急治療（内視鏡止血または手術）が行われることがあります。

[小倉　彩]

6 | イレウス

どんな病気?

- イレウスとは、なんらかの原因で腸管内容が通過障害をきたした状態であり、原因によって**機械的イレウス**と**機能的イレウス**に分類されます。

機械的イレウス なんらかの原因で腸管が狭窄、閉塞することで起こります。原因は癒着や腫瘍によるものが多いです。さらに、**血行障害を伴わない単純性イレウス**と**血行障害を伴う絞扼性イレウス**に分けられます。

機能的イレウス いわゆる麻痺性イレウスで、なんらかの原因で腸蠕動が低下することで起こります。開腹手術後や腹膜炎、腸炎などの場合によくみられます。

なぜ血行障害の有無で分類するの？

絞扼性イレウスは治療が遅れると腸管壊死や穿孔を起こし、腹膜炎や敗血症によって死亡することもあります。緊急手術が原則で、絞扼性イレウスか否かを診断することは非常に重要です。

▼ イレウスの分類

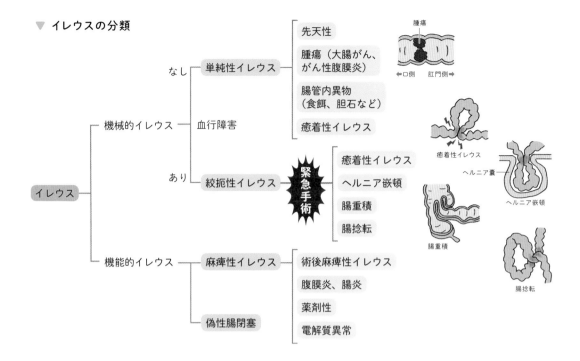

何を観察するの?

▪ 腹部症状や全身状態を見て、イレウスの種類や症状の程度、緊急度などを推測します。

▼ イレウスの観察項目

❶ 腹部膨満の有無	❷ 悪心・嘔吐の有無
❸ 腹痛の有無や程度	❹ 腸蠕動音の聴取
❺ 排ガス・排便の停止	❻ 尿量の減少
❼ 発熱の有無	❽ バイタルサインの変化

腹痛の有無

▪ 単純性や麻痺性のイレウスでは間欠的な腹痛が起こります。**強く持続性の腹痛、圧痛(お腹を押さえると痛い)、筋性防御(お腹が硬い)** P.21,30 は絞扼性イレウスが疑われます。

腸蠕動音の聴取

▪ **麻痺性イレウスでは腸蠕動音は減弱・消失**し、**閉塞性イレウスでは金属音を聴取**します。**絞扼性イレウスの場合は腸蠕動音が減弱、消失**することが多いです。

●閉塞性イレウスの金属音とは
腸管の閉塞部を腸内容物が通過しようとしたときの音が、「カンカン」「キンキン」「カロコロ」などのように聞こえます。正常の腸蠕動音よりも高い音という感覚です。

尿量の減少

▪ 嘔吐や減圧チューブの排液が多いと脱水になりやすいため、尿量測定が必要になることが多いです。

「イレウス=腸閉塞」と書かれたものが多いですが、麻痺性のものをイレウス、閉塞によるものを腸閉塞と区別して、閉塞によるものをイレウスとはよばない[1] という意見もあります。

発熱の有無

- 腸内細菌が増殖し、血液中にそれらの腸内細菌が移行する**バクテリアルトランスロケーション**や、嘔吐やイレウス管挿入時の誤嚥性肺炎などによって発熱することがあります。

バイタルサイン（脈拍、血圧、呼吸数）

- 絞扼性イレウスになると頻脈、血圧低下、頻呼吸など呼吸・循環動態が不安定になります。

● **バクテリアルトランスロケーション（BT）**
腸粘膜が弱ったり腸内細菌の異常増殖などによって、腸内細菌が腸管の壁を通過して血液中やほかの臓器に移動することです。
イレウスでは腸管拡張や浮腫によって腸管の防御能が低下し、また腸管内容の停滞によって腸内細菌の異常増殖が起こることによってBTが起こるものと考えられています。

どんな治療をするの？

絶飲食

- 単純性イレウスでは絶飲食と減圧チューブの挿入で65%は**改善する**[2]と報告されており、絶飲食が基本です。軽度のイレウスであれば減圧チューブを挿入せず、絶飲食のみで軽快することもあります。
- イレウス状態が改善し、減圧チューブを抜去した時点で飲水を開始し、段階的に食事を上げていきます。

減圧チューブ

- 減圧チューブには**経鼻胃管とイレウス管**があります。経鼻胃管は胃内容のみを排出しますが、イレウス管は小腸に留置するので、拡張した腸管を直接減圧することができ、減圧効果が高いと考えられています。

▼ **イレウスのおもな治療**

❶ 絶飲食
❷ 減圧チューブの挿入
❸ 輸液（PPN、TPN）
❹ 抗菌薬の投与
❺ 大建中湯の投与　P.34

● **経鼻胃管とイレウス管の選択の基準は？**
軽度のイレウスや比較的上部の狭窄の場合には経鼻胃管、小腸の拡張が著明な重度のイレウスの場合や経鼻胃管を留置しても改善が見られない場合、イレウス管が選ばれます。

▼ 経鼻胃管とイレウス管の違い

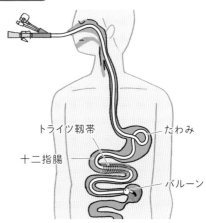

経鼻胃管

胃底部
噴門
胃体部
幽門
前庭部

イレウス管

トライツ靱帯
十二指腸
たわみ
バルーン

バクテリアルトランスロケーションは実験レベルでは証明されているのですが、臨床で本当にそのようなことが起こるのかというのは証明されていないようです。

輸液（PPN、TPN）

- イレウスでは絶食あるいは絶飲食となることが多く、輸液で水分と栄養を補う必要があります。**絶食が短期間の場合は末梢静脈栄養（PPN）、2週間を超えることが想定される場合は中心静脈栄養（TPN）を行います** P.85,87 。
- 嘔吐や減圧チューブからの排液が多い場合には脱水や電解質異常をきたす恐れがあり、細胞外液（生理食塩液やラクテック®など）で補充します。

抗菌薬の投与

- 発熱や炎症反応の上昇が見られる場合には抗菌薬を投与します。発熱や炎症反応の上昇がなくても、バクテリアルトランスロケーション予防のために予防的に投与する場合があります。

大建中湯の服用

- **大建中湯はイレウス予防でもっとも重要な薬**です。大建中湯には、消化管運動機能改善作用や腸管血流改善作用、抗炎症作用などがあり、手術の回避や再発率の低下に有効だと考えられています。

看護師の役割

全身状態、腹部所見の観察

- もっとも大事なのは絞扼性イレウスになっていないかどうかを観察することです。
- **頻脈、血圧低下、頻呼吸**や持続する強い腹痛、圧痛、筋性防御など**腹膜炎**の症状が見られる場合に絞扼性イレウスを疑い、早急に医師に報告します。

嘔吐、減圧チューブからの排液量、尿量の観察

- 嘔吐や減圧チューブからの排液量が多いと**脱水**や**電解質異常**になることがあります。嘔吐や減圧チューブの排液量が多い、または尿量が少ない場合には医師に報告し、輸液の追加などを検討する必要があります。減圧チューブの排液量や尿量の事前指示（「イレウス管排液○ mL 以上になったらラクテック®500mL を輸液」など）が出ている場合も多いでしょう。

減圧チューブの管理

- 経鼻胃管やイレウス管は事故抜去が少なくありません。○ **cm 固定**（鼻から出ている部分で見る）や鼻翼・鼻中隔や鼻の下、頬部の**テープ固定**をしっかりと行います。

  何 cm で固定するかは、患者さんによってまったく違います。固定の位置を見る、ということです。

▼ イレウス治療時の看護師の役割

① 全身状態、腹部所見の観察
② 嘔吐、減圧チューブの排液量、尿量の観察
③ 減圧チューブの管理
④ 輸液管理
⑤ 退院指導
　ⓐ食事指導　ⓑ服薬指導
　ⓒ再発時の対応

経鼻胃管、イレウス管どちらも鼻から喉を通る太いチューブなので留置中の不快感が強いです。残念ながら留置中の不快感を軽減できる有効な方法の報告は、今のところありません。

大建中湯は生姜、山椒、水飴、人参という4つの生薬からできている漢方薬です。水飴と生姜と山椒のため少し甘味のあるピリ辛という不思議な味です。

> ## イレウス管のテープはどこで固定する？
>
> ✓ イレウス管の先端にはバルーンがあり、これを膨らませることで腸内で固定されます。そして腸蠕動によって閉塞部位の近くまでイレウス管の先端が到達する仕組みです。
>
> ✓ 通常、胃内でたわみ P.33 を作ってイレウス管がきちんと先進（腸管の蠕動によってイレウス管が進むこと）できるようにします。たわみがあれば鼻で固定しても大丈夫なのですが、胃内でたわみがない場合は鼻で固定すると先進ができなくなってしまうため、鼻では固定せず 20〜30cm のゆとりを持たせて頬で固定します。

輸液の管理

- PPN を行う場合は静脈炎（じょうみゃくえん）を起こしやすく、またカテーテル感染のリスクも高いため、**末梢静脈カテーテル挿入部の発赤や痛み、発熱**の有無などにも注意します。TPN でも PPN 同様にカテーテル感染のリスクが高いため、同様に発熱には注意します。
- カテーテル感染を起こさないような感染予防対策も重要です P.83,89 。

退院指導

- 再発を防ぐための退院指導が重要です。癒着性（ゆちゃくせい）イレウスは手術でも保存的治療でも再発率が高いといわれており、注意が必要です。

①食事指導

- **消化が悪い食事は避ける**ほうがよいといわれています。癒着などで腸管狭窄をきたしているところに消化の悪い食品が閉塞することがあるためです。具体的にはこんにゃく、しらたき、昆布、ワカメ、シイタケ、餅、柿などが閉塞の原因になると報告されています[3]。
- 咀嚼（そしゃく）が少なかったり、歯牙欠損（しがけっそん）、早食い、丸飲みなども原因になる[4]と報告されており、**食べ方の指導**も必要です。

②服薬指導

- 大建中湯はイレウス予防の重要な薬ですが、飲みづらさから退院すると勝手に中止してしまうことも多いようです。重要性をしっかりと説明して理解してもらうことが必要です。

③再発時の対応

- 絞扼性イレウスは死亡率が 7.4％[5] と高く、単純性イレウスであっても死亡率 1.4％[5] でバクテリアルトランスロケーションによる敗血症で重篤化する症例もあるため、**受診の遅れは致命的**になります。
- **イレウスは再発率が高い**ことを理解してもらい、イレウスが疑われるような症状が現れた場合は、早期に受診してもらうように説明しましょう。

[久保健太郎]

7 | 急性膵炎

どんな病気?

- 通常であれば、アミラーゼなどの分解酵素を含む膵液は、主膵管を通ってファーター乳頭から十二指腸に排出され、食物の消化に使われます。

- 急性膵炎とは、消化酵素が膵管でうっ滞したり、膵臓内で活性化され、**膵臓や周辺組織を自己消化してしまう病態**です。

- アルコールや胆石がおもな要因ですが、原因がはっきりしない特発性も多いです。またERCP（内視鏡的逆行性膵胆管造影検査 P.22 ）後の発生や、薬剤、脂質異常症によるものもあります。

- 発生率は男性のほうが女性より約2倍高いといわれていますが、男性はアルコール性膵炎が多く、女性は胆石性膵炎が多いといわれています。

- 急性膵炎では**重症度の判定が重要**です。**原則として入院後24時間以内**に、バイタルサインや血液検査・造影CTによって評価します。徐々に重症化することもあるため、定期的に重症判定を行います。

- 重症急性膵炎であれば、高次医療機関での治療が原則となるため、場合によっては転院などが必要になることもあります。

  重症の場合、発症から48時間を超えると持続性の臓器不全や多臓器不全が出現します。それによって1つ以上の局所合併症が起こると死亡率が30％を超えるため、24時間以内に判定を行います。

▼ **急性膵炎**

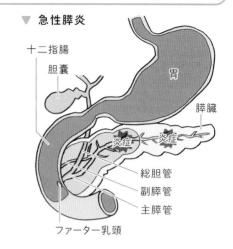

十二指腸
胆嚢
胃
膵臓
炎症
総胆管
副膵管
主膵管
ファーター乳頭

▼ **急性膵炎の診断基準** [1] より引用

❶ **上腹部に急性腹痛発作と圧痛がある**

❷ **血中または尿中に膵酵素の上昇がある**

❸ **超音波、CTまたはMRIで、膵に急性膵炎に伴う異常所見がある**

上記3項目中2項目以上を満たし、ほかの膵疾患および急性腹症を除外したものを急性膵炎と診断する。ただし、慢性膵炎の急性増悪は急性膵炎に含める。

注：膵酵素は膵特異性の高いもの（膵アミラーゼ、リパーゼなど）を測定することが望ましい。

何を観察するの?

- 急性膵炎は全身性の炎症反応（SIRS）による循環血液量減少性ショック P.55 や、感染を生じて敗血症性ショックとなることがあるため、症状悪化を早期発見することが重要です。

全身状態

- ショックの徴候を早期に発見するため、バイタルサインや意識レベル、尿量減少の有無などを観察します。

腹痛の有無

- 約90％に上腹部痛（心窩部痛）を認めます。膵臓は後腹膜に位置するため背部痛を訴える場合もあります。悪化すると筋性防御などの腹膜刺激症状 P.21,30 が見られるようになります。

ERCP後、数時間で採血や尿検査を行うのは、膵炎発生の有無などを確認するためです。

腹部症状

- 約20％に悪心・嘔吐を認めます。
- 膵炎から炎症が広がっていくと、腸の粘膜や筋層まで炎症が起こり、腸の運動機能が低下し**麻痺性イレウスにつながります**。イレウスがあると腸蠕動音の減弱が認められます。

そのほか

- 不安や苦痛の訴えなど、精神状態にも注意します。

どんな治療をするの？

- 急性膵炎は原則、入院加療が必要となります。**膵臓の安静、十分な輸液管理、除痛、抗菌薬などの薬剤投与、循環・呼吸状態のモニタリング**が重要です。
- 胆石性膵炎では胆管炎や胆道系の通過障害があるとき、ERCP や EST（内視鏡的乳頭括約筋切開術）、ERBD、ENBD　P.22 を行います。また胆嚢結石がある場合、再発予防のため膵炎が落ち着けば胆嚢摘出術　P.58 を行うことが推奨されています。

膵臓の安静

- 食事を摂ると膵臓からの消化酵素の分泌が活発になるため、**絶食**することで膵臓の安静を図ります。
- 絶食とともに、膵外分泌抑制のため、**H_2 受容体拮抗薬**（ファモチジンなど）や、**プロトンポンプ阻害薬**（PPI／オメプラール®など）の投与を行うこともあります。

輸液管理

- 全身性の炎症（SIRS）によって血管の透過性が亢進し、水分が血管外に漏れることで、**血管内脱水**を呈することがあります。そのため、脱水の程度やショックの有無に応じて 60〜160mL/kg（130〜600mL/ 時）ほどの**大量輸液**が必要です。過剰輸液とならないよう（とくに心不全や腎不全患者）、循環動態のモニタリングを行います。

除痛

- 持続する強い痛みがあるため、**早期からの十分な疼痛管理**が必要となります。

ブプレノルフィン塩酸塩（レペタン®）やペンタゾシン（ソセゴン®）などが有効です。

抗菌薬の投与

- 軽症の場合は不要とされていますが、重症例や壊死性膵炎では予防的に投与することで予後が改善するとされています。

蛋白分解酵素阻害薬の投与

- 蛋白分解酵素阻害薬は膵酵素活性を抑制します。膵炎進行の予防目的で投与されることがあります。ガベキサートメシル酸塩（エフオーワイ®）やナファモスタットメシル酸塩（フサン®）、ウリナスタチン（ミラクリッド）などを投与します。

重症化・感染のある場合

- 徐々に重症化することもあるため、定期的に重症度判定を行います。
- 重症になれば、呼吸不全や循環不全、腎不全など臓器不全を併発することがあるため、人工呼吸器管理や血液浄化療法（CHF/CHDF）、動注療法、腹腔洗浄、集中治療室での管理が必要になることもあります。

- CHF：持続的血液濾過
- CHDF：持続的血液濾過透析

失敗したり、つらいこともあると思いますが、がんばればきっと結果として自分に返ってくると思います。
自分のペースでひとつひとつがんばってください。

- 膵膿瘍や壊死性膵炎など感染性合併症がある場合、外科的に切除したり、ドレナージ術を行うこともあります。

栄養療法

- 重症例では、空腸まで挿入した経腸栄養チューブから経腸栄養を行います。早期からの経腸栄養は感染症など合併症の発生率を低下させ、入院期間の短縮も期待されています。

看護師の役割

- 急性膵炎は重症化すると致死率が高くなります。そのため、バイタルサインや全身状態、症状や検査値を定期的に観察します。
- 血管内脱水になりやすく、大量輸液が行われるため、**尿量が確保できているかの観察**が重要です。
- **安静を保ち絶食を守れるように**に環境を整えます。
- また疼痛も強いため、痛みのアセスメントとともに、適宜、**疼痛コントロール**を行います。
- アルコール性膵炎では約46％に再発を認め、4年以内の再発例が多いとされています。そのため退院指導として**禁酒を指導することが重要**です。胆石性膵炎では胆石の治療とともに、**内服や食事指導が必要**となります。

[江口裕子]

8 | 肝硬変

どんな病気?

- 肝硬変とは、ウイルス性肝炎や自己免疫性肝疾患、アルコール性肝障害などの肝障害が徐々に進行、悪化して、**肝臓が硬く萎縮してしまった状態**のことをいいます。

なぜ肝硬変になるのか

- 肝臓は、肝小葉という薄い膜で囲まれた直径1〜2mmほどの構造が集まって形成されています。
- 肝炎などを生じると線維が増生し、蓄積されます。蓄積された線維によって正常な肝小葉の構造が破壊、分断され、別のゆがんだ構造（偽小葉）がつくられます。この状態で肝細胞が再生・増殖すると再生結節（ごつごつした小さなしこり）という異常な状態となり、これが肝硬変です。

▼ 肝硬変のメカニズム

肝小葉　中心静脈

線維性隔壁

偽小葉

再成結節

失われた中心静脈

正常な肝小葉

偽小葉を生じた状態

消化器病棟に配属されると、必ず一度は肝硬変の患者さんを受け持つことがあると思います。
いっしょにがんばって勉強していきましょう！

何を観察するの？

おもな症状

- 肝硬変は、**肝機能がある程度保たれている「代償期」**と、**肝機能が低下しはじめる「非代償期」**があります。

- 代償期では肝臓の働きはある程度保たれているため自覚症状に乏しいですが、非代償期では肝臓が十分に機能しなくなっているため、肝機能低下による症状や門脈圧亢進による症状が出現します。

> 代償期の患者さんは外来治療していることが多く、消化器病棟に入院している患者さんは非代償期であることが多いです。

▼ 肝機能低下による症状

原因	症状
低アルブミン血症	腹水、胸水、浮腫
アンモニア上昇	肝性脳症
ビリルビン上昇	黄疸、掻痒感
エストロゲン分解能低下	クモ状血管腫、毛細血管拡張、手掌紅斑、女性化乳房
肝臓でびまん性再生結節形成	肝腫大
凝固因子低下	出血傾向
消化管圧迫や運動障害	食欲不振、吐き気、嘔吐

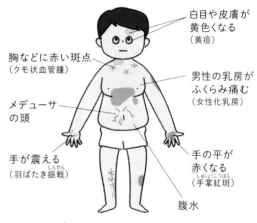

白目や皮膚が黄色くなる（黄疸）

胸などに赤い斑点（クモ状血管腫）

男性の乳房がふくらみ痛む（女性化乳房）

メデューサの頭

手が震える（羽ばたき振戦）

手の平が赤くなる（手掌紅斑）

腹水

そのほかにも……
体がむくむ（浮腫）、出血しやすい（出血傾向）
皮膚が黒ずむ、意識障害（肝性脳症）

●門脈圧亢進

脾臓や胃、腸などの静脈が肝臓に入る太い静脈を門脈といい、その門脈圧が高くなった状態を門脈圧亢進といいます。
門脈の圧が上昇すると静脈血は門脈を通らず、肝臓を迂回した血管（側副血行路）を作成し、血液が循環します。その血行路（静脈）は細いため血液量に耐えられず、怒張や静脈瘤を形成したり、門脈圧の上昇によって脾臓から門脈に向かう血流が妨げられ脾臓の腫大につながったりするなど、さまざまな症状が見られます。

▼ 門脈圧亢進による症状

原因	症状
脾腫	血小板減少、白血球減少
側副血行路	食道・胃静脈瘤、メデューサの頭、痔静脈怒張
腹水	呼吸困難、腹痛

肝硬変は症状の多い病気です。患者さんによって出現している症状はさまざまですが、
何が肝硬変の症状として出現しているのかを把握しておきましょう。

肝性脳症
かんせいのうしょう

▪ 肝性脳症とは、本来、肝臓で解毒されるアンモニアが、肝機能の低下によって解毒できなくなり、側副血行路が形成されたことで、アンモニアが直接脳に到達し、発症すると考えられています。

▼ 肝性脳症の重症度分類 [1) より改変]

昏睡度	精神症状
I	▪ 昼夜リズムの逆転 ▪ 多幸気分、ときに抑うつ状態 ▪ だらしなく気にとめない態度 ▪ 羽ばたき振戦軽度あり
II	▪ 見当識の低下 ▪ 異常行動 　（お金をばらまく、化粧品をごみ箱に捨てるなど） ▪ 睡眠量の増加 　（普通の呼びかけで開眼し、会話はできる） ▪ 医師の指示には従う ▪ 羽ばたき振戦あり
III	▪ 興奮状態またはせん妄状態を伴い反抗的態度がある ▪ 傾眠傾向 ▪ 外的刺激で開眼するが、医師に指示には従わない、または従えない ▪ 羽ばたき振戦あり
IV	▪ 昏睡（完全な意識消失） ▪ 痛み刺激に反応する ▪ 羽ばたき振戦なし
V	▪ 深昏睡 ▪ 痛み刺激にまったく反応しない ▪ 羽ばたき振戦なし

▼ 羽ばたき振戦

手のひらを下に向けて上肢を前方に出し、そのまま手関節を背屈させると不随意でぱたぱたと動く症状のこと。

> 腕を前に出してください。
> 手のひらを下に向けて、
> その手のひらを私に見せるようにしてください。

肝性脳症なら

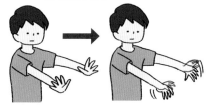

手のひらを上に向けていることができず、パタパタと倒れてしまう。

▪ 羽ばたき振戦の有無は肝性脳症の重症度を決める重要な判定項目のひとつです。

どんな治療をするの？

▪ 肝硬変に対する**根治的治療はない**ため、対症療法や、合併症への予防的な治療を行います。そのため代償期や非代償期などの時期や出現している症状によって、対処療法は異なります。

代償期の対処療法

▪ 代償期では、糖代謝やアンモニア代謝機能維持のために適度な運動を行い、**筋肉量を維持**することや、**食事療法**、**肝庇護薬**（ウルソ®、強力ミノファーゲンシーなど）**の投与**を行います。またB型肝炎ウイルスやC型肝炎ウイルスによる発症の場合は**抗ウイルス薬を投与**します。
かんひごやく

非代償期の対処療法

- 非代償期ではさまざまな症状が出現するため、その対症療法を行います。

▼ 非代償期に出現する症状とおもな対症療法

症状	おもな対症療法
腹水、胸水	- 飲水や塩分の制限 - 利尿薬（アルダクトン®、ラシックス®）やアルブミン製剤の投与 - 腹腔・胸腔の穿刺
肝性脳症	- 低たんぱく食に変更 - 便通コントロール（ピアーレ®シロップ、酸化マグネシウムなどの薬剤使用） - 抗菌薬（カナマイシンカプセルなど）の投与 - 分岐鎖アミノ酸（BCAA/リーバクト®、アミノレバン®）の投与 - 分岐鎖アミノ酸（BCAA）とは、必須アミノ酸であるバリン、ロイシン、イソロイシンの総称です。 - 肝硬変の患者さんはアミノ酸のバランスが悪くなります（分岐鎖アミノ酸が減り、芳香属アミノ酸が増える）。分岐鎖アミノ酸を投与しバランスを改善することで、肝性脳症にも効果があると考えられています。 - アンモニアは、食事から摂取したタンパク質が腸内細菌によって分解されて作られます。便秘になると腸内細菌が増加し、腸にたまっているタンパク質でさらにアンモニアが作られ、**肝性脳症を引き起こす原因**となります。そのため便通コントロールが重要です。 - 下剤や、カナマイシンなどのアンモニア生産能力の高い菌の増殖を抑制する抗菌薬が使用されます。
食道・胃静脈瘤	- 胃粘膜保護薬の使用（オメプラゾール、ファモチジン、ガスター®など） - 内視鏡的硬化薬注入療法（EIS）、内視鏡的静脈結紮術（EVL）
出血傾向	- ビタミンKや血液凝固因子補充のための輸血

看護師の役割

- 肝硬変は長く付き合っていかなければならない病気です。そのため患者さんが病気と治療の必要性を理解し、**治療を継続して行えるよう援助**が必要となります。
- 代償期では、肝機能が低下しないよう、**食事療法や服薬管理**、肝血流量増加のため**食後1時間程度の安静**などを指導します。
- 非代償期では、症状による苦痛を緩和し、IN/OUTのバランスを確認するため、**体重測定**や、**尿量・飲水量の確認**、栄養低下やADL低下に伴う**褥瘡予防**、**転倒・転落予防**、**便通コントロール**を行います。非代償期は静脈瘤が存在しますが自覚症状はありません。しかし、食道静脈瘤が破裂するとショック状態 P.73 になることもまれではないので、出血量や血圧の低下を確認し、ドクターコールするなど、迅速な対応が必要となります。

[浦 亜須香]

どんな病気?

- 炎症性腸疾患（inflammatory bowel disease：IBD）とは、消化管の粘膜に慢性の炎症または潰瘍をひき起こす慢性良性疾患の総称で、**潰瘍性大腸炎**（ulcerative colitis：**UC**）と**クローン病**（Crohn's disease：**CD**）が代表的な2疾患です。

- 原因は不明ですが、遺伝因子、環境因子、免疫因子が複合的に関与していると考えられ、ともに**特定疾患**に指定されています。

●特定疾患
厚生労働省が実施する難治性疾患克服研究事業の対象に指定された疾患のこと。333疾患が指定されています。

潰瘍性大腸炎

- おもに大腸粘膜に炎症が起き、びらんや潰瘍が発生します。通常、粘膜〜粘膜下層までの表層に限られます。また病変は直腸から始まり、口側に広がっていき、直腸炎型、左側大腸炎型、全大腸炎型に分けられます。

- 若年から高齢まですべての年代で発症する可能性がありますが、**30歳以下の成人に好発**します。

▼ 潰瘍性大腸炎

肝彎曲　横行結腸　脾彎曲
上行結腸　下行結腸
直腸　S状結腸
肛門

●直腸炎型
炎症が直腸だけに限局するもの

脾彎曲

●左側大腸炎型
炎症が脾彎曲部を超えていないもの

脾彎曲

●全大腸炎型
炎症が大腸全体に広がっているもの

クローン病

- 口腔から肛門までの消化管に炎症が起こることによって、びらんや潰瘍ができる原因不明の疾患です。小腸、大腸（とくに回盲部）、肛門周囲に好発します。潰瘍性大腸炎は表層性ですが、クローン病は腸管壁の近くまで炎症が進行するため瘻孔や穿孔をきたすことがあります。また腸管外合併症も関節炎や目・皮膚病変などさまざまな合併症があります。

- **10〜20歳代の若年者に好発**します。

▼ クローン病

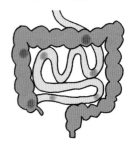

▼ おもな症状と合併症

	潰瘍性大腸炎	クローン病
症状	■ 血便、繰り返す粘血便、下痢、軟便 ■ 腹痛、圧痛 ■ 発熱 ■ 食欲不振、体重減少 ■ 貧血	■ 腹痛（とくに右下腹部） ■ 腹部腫瘤触知 ■ 下痢（血便は比較的少ない） ■ 発熱 ■ 体重減少 ■ 全身倦怠感 ■ 貧血
合併症	腸管の合併症 ■ **中毒性巨大結腸症** ■ 穿孔 ■ がん化 腸管外合併症 ■ 眼病変 ■ 原発性硬化性胆管炎 ■ アフタ性口内炎 ■ 皮膚症状（結節性紅斑、壊疽性膿皮症）	腸管の合併症 ■ 瘻孔、狭窄、膿瘍、穿孔 腸管外合併症 ■ 肛門病変（肛門周囲膿瘍、痔瘻など） ■ 関節炎・関節痛 ■ 結節性紅斑 ■ アフタ性口内炎 ■ 眼病変 ■ 強直性脊椎炎

●中毒性巨大結腸症
強い炎症のために腸管の運動が低下し、腸内にガスや毒素がたまって大腸が膨張し、全身に発熱や頻脈などの中毒症状が現れること。

どんな治療をするの？

潰瘍性大腸炎

■ 本症を完治させる治療法はなく、重症度や罹患範囲・QOL などを考慮して治療を行います。

①薬物療法

5-アミノサリチル酸製剤（5-ASA／サラゾスルファピリジン〔サラゾピリン®〕、メサラジン〔ペンタサ®〕）

潰瘍性大腸炎治療の基本薬です。腸の炎症を抑える働きがあり、寛解導入と維持の両方に用いられます。経口薬のほかに坐剤や注腸剤もあります。

副腎皮質ステロイド薬（プレドニン®、プレドニゾロンなど）

中等症から重症の場合に使用し強力に炎症を抑えますが、寛解維持効果はないため、導入後は減量・中止が望まれます。

免疫調整薬（アザチオプリン〔イムラン®〕）

ステロイド治療が無効や減量すると再燃する場合の寛解導入（軽症～中等症）、維持で用いられます。潰瘍性大腸炎は過剰な免疫反応が関係していると考えられており、免疫調整薬は免疫反応を抑制する薬剤です。

抗 TNF-α抗体製剤（インフリキシマブ〔レミケード®〕、アダリムマブ〔ヒュミラ®〕、ウステキヌマブ〔ステラーラ®〕）

腸管では過剰な免疫反応のために TNF-α が大量に産生されて、炎症が発生しているため、抗TNF-α抗体製剤を投与することで、炎症を抑制することができます。

②血球成分除去療法

■ 薬物療法が無効、あるいは副作用などの理由で薬物で減量した場合に行われます。**顆粒球除去療法（GCAP）や白血球除去療法（LCAP）**などがあり、異常に活性化した白血球を取り除く治療法です。

GCAP は顆粒球・単球を選択的に吸着除去、LCAP は白血球（顆粒球・単球・リンパ球や血小板）を白血球除去フィルターで除去します。

③外科治療

- 内科治療では改善がみられない重症例や、重大な合併症（中毒性巨大結腸症、穿孔、大出血など）を認める場合には全大腸を切除する手術（大腸全摘術）を行います。

④食事療法

- 重症例や活動期は絶食にし、中心静脈栄養法　P.87 を施行して腸管の安静を図ります。中等症以上では、脂質や刺激物の摂取制限を行い、高たんぱく、高エネルギー、低残渣食を基本とします。

寛解期は、とくに食事制限はありません。

クローン病

- **本症を完治させる治療法はなく**、治療の目的は活動性をコントロールし、患者さんの QOL を高めることです。栄養療法や薬物療法などの内科治療が主体となります。

①栄養療法

- **経鼻チューブや経口で栄養剤を投与**します。濃度が高すぎたり速度が速すぎると下痢を起こすことがあるため、低濃度少量から開始する必要があります。

成分栄養剤（エレンタール®）が第一選択として用いられていますが、独特の風味があるため、飲めない場合には消化態栄養剤（ラコール®、エンシュア・リキッド® など）で代用することがあります。

- 症状が重篤な場合や、通常の栄養療法が困難あるいは効果不十分な場合は、絶食のうえ、中心静脈栄養療法　P.87 が用いられます。

②薬物療法

5-ASA 製剤

軽症〜中等症では第一選択薬として用いられており、寛解導入・維持に用いられています。しかし有効性は潰瘍性大腸炎ほど高くなく、ステロイドや免疫調節薬、抗 TNF-α 抗体製剤が併用されることが多いです。

副腎皮質ステロイド薬

寛解導入療法が無効な場合に用います。軽症〜中等症では、5-ASA 製剤で効果が不十分な場合や、中等症以上の症状が認められる場合に適応となります。長期投与で副作用が問題となるため、寛解導入を目的として投与したのち、漸減・中止します。

免疫調整薬

活動期（中等症から重症）にステロイドの減量、離脱が困難な場合、寛解維持でも使用します。

抗 TNF-α抗体製剤

寛解導入療法の場合に使用します。腸管では過剰な免疫応答のために TNF-α が大量に産生されて炎症が発生しているため、抗 TNF-α 抗体製剤を投与することで、炎症を抑制することができます。

③血球成分除去療法

- 栄養療法や薬物療法が無効または適応できない場合で、大腸の病変に起因する症状が残る中等症から重症の症例に対しては、寛解導入を目的として施行できます。クローン病で保険適用されているのは、顆粒球除去療法（GCAP）のみです。

　エレンタール®は好みのフレーバーで味を付けたり、ゼリーにして、患者さんが摂取しやすいように工夫するとよいでしょう。

④外科治療

- 腸管の瘻孔、狭窄、穿孔、膿瘍形成を伴う場合には手術を行うことがあります。手術によってクローン病が根治できるわけではなく、あくまでも病変部を切除することが目的になります。

看護師の役割

全身状態・腹部症状の観察

- 腹痛の有無や程度を観察します。合併症が生じている可能性もあるため、疼痛の部位や増強の有無の観察も必要になります。
- 血便が見られた場合、貧血のおそれもあるため、貧血症状や検査データを観察します。
- 下痢や食欲不振による食事摂取量の減少などで、脱水や電解質異常になることがあります。バイタルサインや症状、食事摂取量、IN-OUT バランス、検査データなどを観察します。

食事指導

- クローン病の食事療法は高カロリー・低脂肪食・低残渣食、また潰瘍性大腸炎では適正カロリー・低脂肪食・低残渣食が基本になります。食事制限を伴うことも少なくないため、**食事療法自体が治療**であることを認識してもらえるよう、指導していく必要があります。
- 暴飲暴食を控え、患者さんの状態に応じた食事を摂取できるよう、医師や管理栄養士と相談しながら指導していく必要があります。

在宅経腸栄養

- クローン病の寛解維持としてエレンタール®などの経腸栄養剤を在宅でも服用する場合があります。患者さんのライフスタイルや希望を聞いて、エレンタール®の服用を継続できるような工夫を患者さんといっしょに考えていくことも重要でしょう。

内服指導

- 薬剤による治療が多いため、用法・用量を守って内服できるよう指導が必要です。ステロイドなど副作用の多い薬剤もあるため、副作用発症時の対処方法について指導を行います。

精神的ケア

- 再燃と寛解を繰り返すことから継続的な治療が必要となります。青年期に好発することから疾患や治療、さらに将来への不安も生じやすいため、患者さんの気持ちに寄り添い、段階に応じた精神的ケアが大切となります。
- **治療の目的は疾患の活動性をコントロールし、患者さんの QOL を高めること**です。患者個々の社会的背景や環境を十分理解したうえで、QOL を高めるための支援が必要となります。必要に応じて医師や看護師、管理栄養士などの医療チームや家族と話し合い、サポートしていくことも大切です。

[内浦有沙]

4章 消化器外科の手術と看護

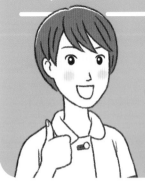

消化器外科ではおもに手術による治療が行われます。
4章では、消化器外科で頻度の高い手術をピックアップして、
周術期に何を行うのか、どんな合併症があり、どういうところ
に気を付けて看護したらよいのかについて解説します。

1 | 胃の手術（幽門側胃切除術、胃全摘術、噴門側胃切除術）

どんな手術？

- 胃がんや**胃 GIST** などに対して行われる手術で、原発巣や
  胃周囲のリンパ節の切除（郭清）と再建（食道と十二指腸や
  小腸などをつないで食物の通り道をつくる）が行われます。
- 切除範囲と再建方法によって、**幽門側胃切除術、胃全摘
  術、噴門側胃切除術**に分けられます。

●**胃 GIST**
消化管間質腫瘍ともいわれ、消化管
の筋肉の層にある特殊な細胞（カー
ル介在細胞）が異常に増殖し、腫瘍と
なったもの。周囲浸潤やリンパ節転
移をすることがまれなので、多くの
場合、部分切除のみが行われます。

▼ **幽門側胃切除術**

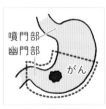

ドレーン：右側腹部―
残胃十二指腸吻合部・
膵上縁

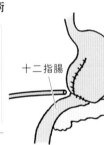

ビルロートI法

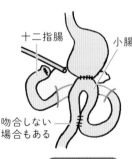

ビルロートII法

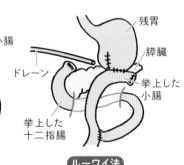

ルーワイ法

▼ **胃全摘術**

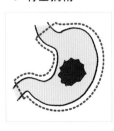

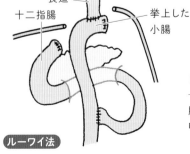

ルーワイ法

ドレーン：右側腹部
―十二指腸断端、
膵上縁、食道空腸、
吻合部

▼ 噴門側胃切除術

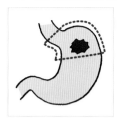

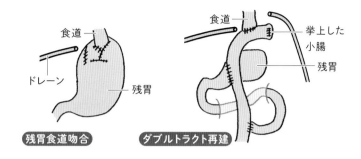

残胃食道吻合　　　ダブルトラクト再建

周術期管理

手術の流れ

術前

- **栄養管理**：噴門部や幽門部に狭窄がある場合、食事摂取時に逆流症状や嘔吐がみられることがある。そのため十分に食事が摂れず栄養状態が悪い場合は、経腸栄養 P.90 や PPN P.85 、TPN P.87 を行い、栄養状態の改善を図る
- **貧血の改善**：腫瘍からの出血によって貧血がみられる場合は、輸血や鉄剤の投与を行う
- **経鼻胃管**：噴門部や幽門部に狭窄があり逆流症状や嘔吐がみられる場合は絶食とし、胃管チューブを留置して減圧を図る P.33

手術前日

- 手術前日は、絶飲食、下剤の服用、臍処置、除毛、シャワー浴などを行う P.72,73
- 当院では夕食後から絶食
- **専門家による口腔ケア**：術後の呼吸器合併症の予防のため、歯科医による虫歯の治療、歯科衛生士による口腔内の清掃

手術当日

- **内服**：降圧薬などの常用薬がある場合は、麻酔科医の指示に従って内服
- **浣腸**

術直後

- 全身状態の観察、ドレーン管理、疼痛管理、深部静脈血栓症（DVT）予防など
- 〈早期／1〜3日目〉
- **離床**：1日目から離床
- **経口摂取**：術後1日目から飲水、術後2日目から流動食
- 〈回復期／4〜7日目〉
- **ドレーン抜去**：術後5日目
- **食事形態のアップ**：1日ごとに3分粥→5分粥→7分粥→全粥
- **シャワー浴**：ドレーン抜去翌日から許可（それまでは清拭、洗髪）
- 〈安定期／8〜10日目〉
- 退院前の栄養指導（管理栄養士）
- 術後10日前後で退院

胃がん術後のおもな合併症 腹腔内出血、膵液瘻、縫合不全・腹腔内膿瘍、吻合部狭窄、ダンピング症候群など P.48

胃の手術は食生活の変更を余儀なくされるので、
術前から食生活についての情報収集を行い、指導に役立てましょう。

4 章

消化器外科の手術と看護

合併症

術後早期合併症

①腹腔内出血

- 広範囲なリンパ節郭清を行うので、術後出血が起こる可能性があります。**ドレーン排液の性状が血性になっていないか、急激に量が増えていないか、血圧低下がないか**、注意します。
- 輸血が必要になる場合が多く、出血多量の場合は緊急手術で止血を行います。

②膵液瘻

- 膵臓に沿ったリンパ節を切除するため、その刺激によって**膵炎**をきたしたり、膵液が漏れて周囲の臓器や血管を溶かして**出血**や**腹腔内膿瘍**を起こします。ドレーンの排液がワインレッド色になるので注意して観察します。
- 絶食とドレナージで保存的に治療が行われます。

③縫合不全・腹腔内膿瘍

- 切除後再建の縫合部が破綻した状態を縫合不全といいます。また縫合不全によって消化管内容物が腹腔内に漏れ、感染を起こし、膿がたまることで腹腔内膿瘍を起こすことが多いです。
- ドレーン排液の混濁や発熱、腹痛などの腹部症状がみられます。
- 治療は腹腔内に漏れ出た消化管内容物などのドレナージ、消化管内容物が増えないように絶食と栄養管理のための TPN P.87 、感染予防・治療の抗菌薬を行います。
- ただし術後早期の縫合不全は「メジャーリーク」とよばれる大きな縫合不全の可能性が高く、再手術が必要になることが多いです。

④吻合部狭窄

- 吻合部が浮腫を生じて狭窄し、食事摂取時の嘔吐やつかえ感がみられることがあります。一時的な場合は絶食か流動食に変更して経過をみます。しばらくしても改善しない場合は、内視鏡で吻合部を拡張する場合もあります。
- 胃排泄遅延といって、物理的な狭窄なく胃内容物が停滞することがあり、その場合は経鼻胃管 P.33 を留置して絶食となることもあります。

▼ ドレーン排液の観察

正常

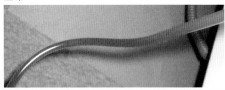

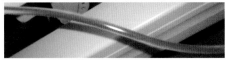

ワインレッド色

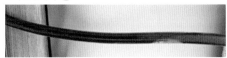

▼ 縫合不全の排液

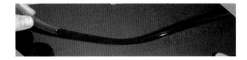

ドレーン排液の性状の観察が、合併症の早期発見に重要です。
そのため、患者さんと接する時間の長い看護師の観察が大切です。

術後晩期合併症

①ダンピング症候群

- 胃を切除することで、摂取した食物を胃に貯留する機能が低下もしくは喪失します。そのため摂取した食物がすぐに腸へ流れることになり、さまざまな症状が起こります。
- ダンピング症候群には、食後すぐに症状が現れる**早期**と、食後2〜3時間後に症状が現れる**晩期**があります。それぞれ症状が違います。

早期ダンピング症候群

- 塩水や糖分など、濃度の高いものが急速に腸に流れ込むことで腸管の水分移動が増加し、身体から急速に水分が失われることで生じます。
- 食事中から食後30分程度の間に右表のような症状が生じた場合は、早期ダンピング症候群と考えられます。

▼ 早期ダンピング症候群の症状

- **全身症状**：動悸、めまい、冷汗、顔面紅潮、全身倦怠感
- **腹部症状**：腹痛、下痢、悪心、嘔吐など

晩期ダンピング症候群

- 胃切除によって食物が短時間で腸に移動して吸収され、一時的に高血糖になります。これに対してインスリンが多く分泌され、低血糖になることで、晩期ダンピング症候群が生じます。
- 食後2〜3時間後に症状がみられます。

▼ 晩期ダンピング症候群の症状

- 頭痛、全身倦怠感、冷汗、めまい、手指のふるえなど

▼ ダンピング症候群を起こさない食事時の注意

❶ 食べ過ぎに注意し、腹八分目にします
❷ 一回量を少なくし、回数を分けて食べます
（3食+間食で5〜6回/日程度が調整しやすい）
❸ よく噛んで、時間をかけてゆっくり食べます
（一口30回、一食30分以上）
❹ 少量でも栄養価の高いものを食べる
（牛乳、チーズ、果物、ヨーグルト、プリン、サンドイッチ、菓子パン、おにぎり、カステラなど）
❺ 高たんぱく、低脂肪、低炭水化物の食事を心がけます
❻ 早期ダンピング症候群の予防のため糖質の少ない食事にし、食事中の水分摂取を控えます
❼ 晩期ダンピング症候群で低血糖がみられたときは、アメや氷砂糖などを摂るとよいでしょう

［緒方由季］

どんな手術?

結腸切除（回盲部・右半・横行・左半・S状）

▪ 良性・悪性にかかわらず、病変部を含めて結腸を切除します。悪性疾患の場合は、転移を予防するためにリンパ節郭清も行います。切除後の結腸どうしを吻合します。

低位前方切除

▪ 低位前方切除とは、直腸がんの手術方法のひとつで、病変部も含めて直腸を切除し、残った直腸と結腸を吻合します。悪性疾患の場合は転移を予防するためリンパ節郭清も行います。

▪ 病変部が肛門に近い場合は、縫合不全予防の目的で、一時的に人工肛門（ストーマ）を造設します。

> 吻合する場所が腹膜反転部より上だと高位前方切除、下だと低位前方切除、さらに下だと超低位前方切除となります。

▼ 大腸の術式とドレーンの位置

●**傍結腸溝ドレーン（左右）、吻合部ドレーン**
予防的、情報的な目的で挿入されます。出血や縫合不全などの早期発見を目的としています。

●**ダグラス窩ドレーン**
ダグラス窩は立位時に腹腔内で最も低い場所であり、術後出血や感染、縫合不全の早期発見目的で留置されます。

●**経肛門ドレーン**
残存腸管の残渣やガスが吻合部に圧力をかけないよう、直腸内を減圧し、縫合不全を予防する目的で設置されます。

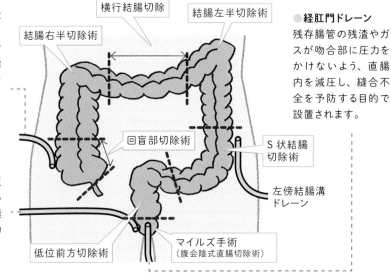

横行結腸切除
結腸左半切除術
結腸右半切除術
回盲部切除術
S状結腸切除術
左傍結腸溝ドレーン
低位前方切除術
マイルズ手術（腹会陰式直腸切断術）

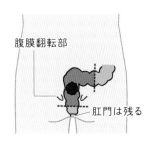

▼ **低位前方切除術**

腹膜翻転部
肛門は残る

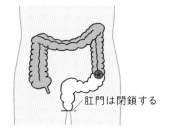

▼ **マイルズ手術**
（腹会陰式直腸切断術）

肛門は閉鎖する

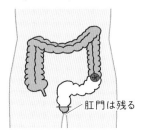

▼ **ハルトマン手術**
（直腸切除）

肛門は残る

マイルズ手術（腹会陰式直腸切断術、APR：abdominoperineal resection）

- 病変部が肛門の近くにあり、病変を取りきるために肛門を残すことができない場合は、肛門を含めて直腸を切除し、永久的なストーマを造設します。

ハルトマン手術

- 直腸切除部位の口側と肛門側が吻合できない場合、肛門は切除せず残したまま、肛門側の断端を閉鎖し、口側腸管断端でストーマを造設します。

周術期管理

手術の流れ

術前
- 腫瘍による狭窄で腸閉塞を伴う場合は数日前に入院して絶食、TPN、イレウス管挿入などを行う

手術前日（入院）
- 絶飲食、下剤の服用、除毛・臍処置、シャワー浴　P.72,73
- ストーマを造設する可能性がある場合：術前オリエンテーション、サイトマーキング
- 専門家による口腔ケア　P.73

術直後
- 全身状態の観察、ドレーン管理、疼痛管理、深部静脈血栓症（DVT）予防など

術後
〈早期／1〜3日〉
- 早期離床
- 経口摂取：術後1日目から飲水、2日目から5分粥から開始
- 緩下薬の内服：酸化マグネシウムや大建中湯　P.34　を内服することが多い

〈回復期／4〜7日〉
- ドレーン抜去：術後4日目（食事を開始し、ドレーン排液に問題なければ）
- 食事形態のアップ：1日前に7分粥→全粥
- シャワー浴：ドレーン抜去翌日から許可（それまでは清拭、洗髪）

〈安定期／8〜10日〉
- 退院前の栄養指導（管理栄養士）
- 術後10日前後で退院

大腸がん術後のおもな合併症　術後出血、縫合不全、腹腔内膿瘍、イレウス、創感染、乳び漏、骨盤内感染、下肢神経障害、排尿障害、排便障害

合併症

術後出血

- 手術後48時間はとくに注意が必要です。バイタルサイン、ドレーン排液の性状の変化（血性や暗血性）や排液量の急増、腹部膨満などの変化に注意します。下血　P.29　がみられた場合は吻

合部からの出血が疑われます。

- 術後早期の出血は手術操作に起因するものが多く、バイタルサインが不安定になる場合は再手術となります。

縫合不全

- 縫合不全を生じると、腸管の吻合部から便が漏れ、腹膜炎になることがあります。**手術後3〜7日ごろはとくに注意が必要**です。
- ドレーン排液の性状、発熱や腹痛などの変化に注意します。ドレーン排液の性状が混濁していたり、腸液様や便汁様に変化している場合は医師に報告し、食事を開始していれば中断します。
- ドレナージが効果的であれば、絶食、TPN、抗菌薬で保存的治療を行います。汎発性腹膜炎となりバイタルサインが不安定になるような場合は再手術となります。

腹腔内膿瘍

- 腹腔内に膿のたまりを生じます。
- 必要に応じて抗菌薬を投与したり、膿瘍腔にドレーンを挿入する処置を行います。

腸閉塞（イレウス）　P.31

- 腸閉塞は、手術後、腸蠕動の低下や癒着による狭窄によって生じます。予防のために、手術後の早期離床、創痛コントロールを行います。悪心・嘔吐、腹痛、腹部膨満、排ガス、排便状況、腸蠕動音などを観察します。
- 必要に応じて絶食とし、経鼻胃管やイレウス管　P.33 を挿入する場合もあります。

創感染　P.81,82

- 術中に手術部位が細菌に汚染されることで生じます。発赤、熱感、疼痛、発熱の有無を観察します。創部を開放し、膿のドレナージや洗浄が必要となる場合もあります。

乳び漏

- リンパ管からリンパ液が漏れて腹腔内にたまっているため、**食事開始後にドレーン排液の性状が白濁します**。リンパ液の量を減少させる目的で、必要に応じて脂肪制限食へ変更します。

▼ 縫合不全のドレーン排液の性状

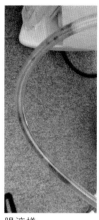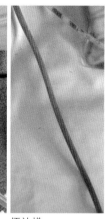

腸液様　　　　便汁様

▼ 腹腔内膿瘍のドレーン排液の性状（膿性）

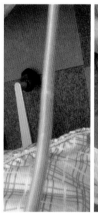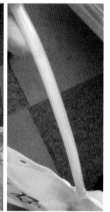

▼ 乳び漏ドレーン排液の性状

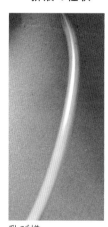

リンパ液は脂肪あるいは遊離脂肪酸が混ざると乳化し、白濁します。

乳び様

　早期離床によって身体を動かすことで、術後、一時的に減弱している蠕動運動が促進されます。

骨盤内感染

- マイルズ手術の術後、骨盤内の死腔に感染を起こすと（死腔炎）、膿瘍を形成します。会陰縫合部の発赤、腫脹、疼痛、熱感などがみられると、死腔炎を生じている可能性があります。
- 治療は創感染と同様に、創部の開放と膿のドレナージ、洗浄です。

排尿障害

- 骨盤内の病変に対して手術を行った際、骨盤神経を損傷することで起こります。状態によっては薬物療法や自己導尿が必要になります。

排便障害

- 直腸手術後、便の貯留機能が失われることが多く、頻回な排便や肛門周囲の疼痛などの排便障害が生じます。また頻回な排便による皮膚刺激でも痛みが生じます。
- 肛門部の清潔を保つことや、必要に応じて軟膏などの使用を説明します。

［髙屋敷愛美］

3 | 食道切除術

どんな手術？

- 食道切除術は食道がんに対して行われる手術で、消化器外科でもっとも大きな手術のひとつです。
- 食道がんには頸部食道がん、胸部食道がん、腹部食道がんがあります。このなかでもっとも多いのは胸部食道がんです。胸部食道がんは頸部、胸部、腹部のリンパ節に転移しやすいため、この3つの領域のリンパ節郭清と食道亜全摘を行い、胃を利用して消化管を作成し、頸部の食道と吻合します。
- 食道がん手術は、頸部、胸部、腹部に創ができます。以前は開胸・開腹手術が主流でしたが、最近は胸腔鏡下手術（video assisted thoracoscopic surgery：VATS）や用手補助腹腔鏡下手術（hand-assisted laparoscopic surgery：HALS）などの鏡視下手術を行う施設が増えています。

▼ **食道切除術**

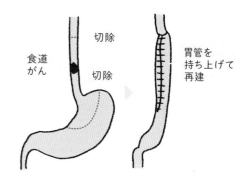

食道がん　切除　切除　胃管を持ち上げて再建

▼ **術式による創の違い**

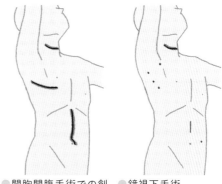

●開胸開腹手術での創　●鏡視下手術（VATS＋HALS）での創

▪ 胃管再建経路には胸壁前、胸骨後、後縦隔の3つがあります。

▼ 食道がん切除後の胃管再建経路と特徴 [1) より改変]

●胸壁前経路
・縫合不全が起こったときにもっとも安全
・腸管壊死の早期発見
・経路がもっとも長い
・美容上の問題

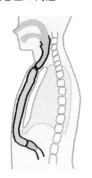

●胸骨後経路
・縫合不全発症時に、頸部創の開放でドレナージできる

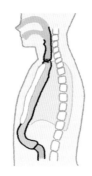

●後縦隔経路
・経路がもっとも短く生理的
・ドレナージがむずかしく縦隔炎が起きると致命的
・胃液の逆流が起きやすい

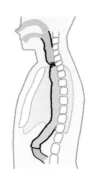

周術期管理

手術の流れ

術前

〈入院まで〉
・栄養管理
・呼吸訓練、専門家による口腔ケア、禁煙

〈入院後〉
・当院では手術2日前に入院
・**手術2日前**：専門家による口腔ケア、PICC留置
・**手術前日**：絶飲食、臍処置、除毛、シャワー浴、下剤内服など　P.72,73
・**手術当日**：浣腸を行う

●PICC
末梢挿入中心静脈カテーテル（peripherally inserted central catheter）のこと

術後早期（術後1週間まで）

・当院では食道がんの術後はICU、HCUなどの集中治療室に入室し、問題がなければ術後数日で一般病棟に戻る
・呼吸・循環管理、栄養管理、創部の観察、ドレーン管理など
・食道がんの術後は**呼吸器合併症と縫合不全に注意が必要**

術後安定期（術後1週間〜退院まで）

・嚥下リハビリテーションや、在宅経腸栄養指導を行う
・大きな合併症が起こらなければ、術後3週間程度で退院となる
　食道切除後のおもな術後合併症 肺炎、縫合不全、反回神経麻痺、乳び胸、吻合部狭窄

胸壁前経路で再建した胃管は蠕動が目視できるほど体の表面に近いところにあります。
圧迫しないように気をつけましょう。

術前（入院まで）

①栄養管理

▪ がんが大きくなると消化管の通過障害を生じることがあり、経口摂取が困難になります。また進行がんの場合は手術前に抗がん剤治療を行うことがありますが、その際、抗がん剤の副作用による食欲不振をきたすことがあり、これらによって栄養状態が低下していることがあります。

▪ **低栄養のまま手術を行うと、術後合併症や死亡率が上がる**ことがわかっており、入院前に経腸栄養剤 P.92 を飲用したり、通過障害が強い場合には、早めに入院して経鼻胃管を挿入して経管栄養 P.90 を行ったり、それもむずかしい場合は中心静脈栄養 P.87 を行います。

②呼吸訓練、口腔ケア、禁煙

▪ 食道がん術後は肺炎になりやすく致死率も高いため、**術前から肺炎を予防する取り組み**を行います。

（呼吸訓練）インセンティブスパイロメトリー（呼吸筋をトレーニングする器具）や腹式呼吸、ハフィング（勢いよく痰を出す方法）の練習などがあります。

（口腔ケア）口腔内が汚れて細菌が多い状態では、誤嚥した際に肺炎を増悪させる原因になるため、術前に歯科受診をして虫歯や歯周病の治療を済ませておくことが大切です。術前術後の歯磨きも重要です。

（禁煙）喫煙は食道がん発生の大きな危険因子であり、罹患者の多くが喫煙者か元喫煙者です。喫煙は術中・術後の喀痰量が多くなり肺炎のリスクが増します。術前4週間以上前からの禁煙が推奨されています[2]。

術後早期（術後1週間まで）

①呼吸管理

▪ 手術当日あるいは翌日の呼吸状態を見て抜管します。抜管後は痰を出しやすくするために加湿目的でネブライザー付酸素吸入器（商品名：インスピロン®ネブライザーなど）を使用します。喀出できない痰が多ければ、輪状甲状膜穿刺キット（商品名：ミニトラック）を使用することもあります。

▪ 肺炎などの術後呼吸器合併症や両側反回神経麻痺になった場合には再挿管し、人工呼吸器管理となることがあります。挿管された状態が長期に及ぶ場合は気管切開を行います。

▪ SpO_2 が95％以上を保てるようになれば酸素吸入は終了します。

②循環管理

▪ 食道がん手術は消化器外科領域でもっとも大きな手術であり、身体への侵襲も相当なものです。

▪ 身体に大きな侵襲が加わると**全身性の激しい炎症反応**が起こります。SIRSによって血管透過性が亢進し、血管内の水分が血管外のサードスペース P.74 に移動することで循環血液量が減少し、ショック状態となることがあります（循環血液量減少性ショック）。そのため術直後〜術後1日目は十分な輸液を投与します。

▪ 術後2〜3日目にはサードスペースの水分が血管内に戻る利尿期（リフィリング）となるため、今度は逆に循環血液量が過剰になり、肺水腫や心不全をきたすことがあります。この時期には輸液量を減量します。

●**全身性炎症反応症候群**
systematic inflammatory response syndrome：SIRS

過剰な炎症反応を抑制するために、術前、術後にステロイドを投与する場合もあります。

③栄養管理

▪ 食道がんの手術後は経口摂取が十分に進まないことが多く、術後の栄養投与を目的として術中に空腸瘻を造設します。術後24〜48時間以内に経腸栄養 P.90 を開始します。一般的には20mL/時程度からゆっくりと開始して、1〜2日ごとに10〜20mL/時ずつ増量していきます。

▪ しばらくは経腸栄養だけでは必要エネルギー量を充足できないため、PPN P.85 やTPN P.87 などの静脈栄養を併用します。経腸栄養のみで必要エネルギー量が充足できるようになれば静脈栄養は終了します。

④創部の観察

▪ 頸部、胸部、腹部など創部が多いです。とくに頸部の創部の発赤や腫脹は縫合不全を疑う重要な所見となります。

⑤ドレーン管理

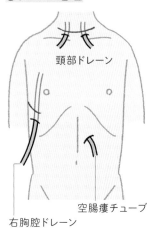

頸部ドレーン

空腸瘻チューブ

右胸腔ドレーン

右胸腔ドレーン

右胸部からアプローチして縦隔内の手術操作を行うため、出血や滲出液は右胸腔に貯留します。肺を傷つけて気胸になることもあります。排液や空気のドレナージ目的で留置します。排液の混濁があれば縫合不全、エアリークが続く場合は気胸、排液が白濁している場合は乳び胸を疑います。

経口摂取を開始しても混濁せず、排液量が150mL/日以下に減少したら抜去します。

頸部ドレーン

頸部リンパ節郭清後の死腔にたまった滲出液をドレナージするのが目的です。組織同士を密着させ、できるだけ死腔を減らすようにJ-VAC® など陰圧のかかるドレーンを用います。大量の排液や白濁した排液をみとめた場合、リンパ漏を疑います。

排液量が50mL/日以下に減少したら抜去します。

経鼻胃管

イラストにはありませんが、再建した胃管が拡張すると、吻合部に負荷がかかるため減圧目的で経鼻胃管を留置します。

排液が多量でなければ術後2〜3日で抜去します。

空腸瘻チューブ

食道の手術後はすぐに経口摂取ができないため栄養管理のために空腸瘻チューブを留置します。

術後安定期（術後1週間〜退院まで）

①嚥下リハビリテーション

▪ 食道がん手術は反回神経まわりに手術操作が及ぶため、少なからず反回神経麻痺による嚥下障害が生じます。一般的に術後1週間程度で経口摂取を開始しますが、はじめはゼリーや嚥下訓練食から開始し、慎重に普通食に移行していきます。

②在宅経腸栄養指導

▪ 食道がん手術後は胃の貯留能の低下や反回神経麻痺などで、経口摂取だけで十分に必要エネルギー量を充足できない場合も少なくありません。その場合は退院後も空腸瘻を用いて経腸栄養を行います。

▪ 在宅で経腸栄養を行うことを在宅経腸栄養（HEN：home enteral nutrition）といい、HENは患者さん自身や家族が行う必要があるため、セルフケア指導を行います。

合併症

肺炎

- 食道がん術後の肺炎は 10〜20％ と頻度が高く、そのうち 25％ が重症化するとされています。

起きたらどうする？

- 発熱、咳嗽（がいそう）、喘鳴（ぜんめい）、膿性痰などがみられる場合は肺炎を疑います。血液検査で炎症反応の上昇、胸部レントゲンや胸部 CT などで診断します。また血液培養や痰培養で原因菌を特定し、抗菌薬の感受性を調べ、抗菌薬による治療を行います。
- SpO_2 が低下する場合には酸素投与を行います。重症肺炎で酸素投与をしても SpO_2 が 90％ を切る場合には再挿管による人工呼吸器管理が必要になります。
- 深呼吸、痰の喀出、早期離床、口腔ケアを積極的に進めることが重要です。痛みで痰が喀出できないことも多く、鎮痛薬を投与して、疼痛コントロールをしっかりと行います。

縫合不全

- 発生率が 10〜20％ と頻度が高いです。

起きたらどうする？

- 縫合不全は術後 7 日目ごろに発症することが多いです。発熱や頻脈、頸部の発赤、腫脹、右胸腔ドレーンの混濁がみられる場合は縫合不全を疑います。CT で吻合部周囲の空気や液貯留の有無を確認し、縫合不全を診断します。
- 頸部吻合であれば頸部創を開放してドレナージし、経口摂取の禁止、TNP や空腸瘻からの経腸栄養による栄養管理でほとんどは保存的に治癒します。

反回神経麻痺

①なぜ起こるの？

- 胸部食道がんのリンパ節転移好発部位のひとつが反回神経周囲のリンパ節です。リンパ節郭清の際にリンパ節を引っ張ったり電気メスで神経を傷つけてしまうことがあります。また直接浸潤している場合は、意図的に神経を切断することもあります。

②起きたらどうする？

- 片側麻痺では嗄声（させい）と嚥下障害が起こり、両側麻痺になると声帯（せいたい）で気道を塞いでしまうため気管切開が必要になります。
- 嗄声がみられる場合、耳鼻科や言語聴覚士とともに嚥下機能評価を行いながら慎重に嚥下リハビリテーションを進めていきます。

乳び胸

①なぜ起こるの？

- おもな原因は手術操作による**胸管**（きょうかん）の損傷です。胸管を損傷すると 1 日 1〜2L 以上の多量のリンパ液が漏れ出すことがあり、胸腔ドレーンの排液（じゅう）が多い（きょう）ときは乳び胸を疑います。

胸管は人体最大のリンパ管です。

②起きたらどうする？

- 多量のリンパ液の喪失によって循環血液量減少、低栄養、免疫能の低下などが起こるため、輸液管理と栄養管理が重要です。まずは絶食とし、脂肪を含む経腸栄養剤を投与している場合には、脂肪分が少ないエレンタール®に変更します。

- それでも胸水が減らない場合には経腸栄養を中止し、TPN を行います。保存的治療で改善しない場合は胸管結紮などの外科的治療を行います。起こることはまれですが、起きたときに死に至ることも少なくない合併症なので注意が必要です。

吻合部狭窄

①なぜ起こるの?

- 食道がんの手術では、再建臓器を、もともとあった場所から非常に遠い場所で吻合するので、血流が悪くなったり、吻合部に緊張がかかったりします。それによって期待したほどの吻合径が得られず、食物の通りが悪い状態になりやすいです。
- また縫合不全が治癒した後に強い狭窄をきたすことがあります。

②起きたらどうする?

- 狭窄が高度な場合、内視鏡を用いてバルーン拡張術を行います。

［冨永千愛］

4 | 胆囊摘出術（腹腔鏡下）

どんな手術?

- 胆囊摘出術は、胆囊と胆管をつなぐ**胆囊管を切って胆囊を取り出す手術**です。胆囊摘出術の適応は、良性の胆囊疾患（胆石や胆囊ポリープ）です。
- 腹腔鏡下で行う場合、ほかの手術と比較して合併症が少なく、安全性が確認されているほか、術後管理も安定しています。
- 胆囊炎・胆管炎などを繰り返した患者さんの場合は、手術が非常にむずかしくなり、開腹手術となるケースもあります。

▼ 胆囊摘出術

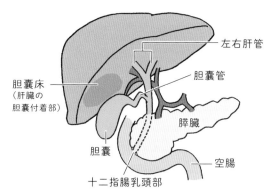

左右肝管
胆囊管
膵臓
胆囊床
（肝臓の胆囊付着部）
胆囊
空腸
十二指腸乳頭部

周術期管理

急性胆囊炎の場合

- ガイドラインでは急性胆囊炎発症の 72 時間以内、遅くても 1 週間以内の早期手術が推奨されています。しかし PTGBD P.25 によるドレナージと抗菌薬で炎症が落ち着いた後に、いったん退院して待機的に手術を行うことがあります。
- 緊急手術となる場合は、患者・家族の精神的ケアも行う必要があるでしょう。

食道がんの術後看護はむずかしいと思いますが一つずつきちんと勉強すれば大丈夫です。がんばりましょう。

手術の流れ

術前
・手術前日に入院
・絶飲食、臍処置、除毛、シャワー浴　P.72,73
※施設によっては手術当日に入院としているところもある
※急性胆嚢炎の場合は緊急手術となることもある（下に詳しく）

術直後
・全身状態の観察、疼痛管理、深部静脈血栓症（DVT）予防など
※ドレーンを挿入しないことが多いが、術後出血や胆汁漏のリスクが高いケースでは挿入される
　 こともある

術後
〈術後1〜3日〉
・早期離床
・経口摂取：術後1日目から飲水、食事開始
※施設によっては術後6時間程度で飲水や離床を進めるところもある
〈術後3〜4日目で退院〉
胆嚢摘出術後のおもな合併症　術後出血、胆汁漏、胆管損傷

合併症

術後出血

▪腹腔鏡下胆嚢摘出術は比較的安全な手術とされていますが、術後に出血性ショックで死亡した例
も報告されています。

▪ドレーンが挿入されていないことが多いため、バイタルサインや患者さんの訴えを観察すること
が必要です。ドレーンが留置されている場合は、ドレーン排液の性状（血性や暗血性でないか）
を観察します。

胆汁漏

▪胆嚢管を切るために総胆管側の胆嚢管を糸やクリップで閉鎖します。**胆汁漏はこの糸やクリップ
が外れることで発生します**。胆汁が腹腔内に広がり、**胆汁性腹膜炎**を発症
するケースもあります。

発熱や腹痛など
がみられます。

▪胆汁漏の治療として、胆汁を体外に排出するために、**総胆管内へ胆汁チュ
ーブ（ENBDチューブなど）を挿入**することがあります　P.22。

▪胆管炎などで炎症が強い患者さんの場合、臓器が腫れて硬くなっていたり、もろくなっていたり
することがあり、術中に総胆管などの胆管に傷をつけ、胆汁が漏出する場合があります。

胆管損傷

▪漏出が重度であれば、再手術をして総胆管を離断するなどの対処が必要ですが、軽症であれば
ENBDチューブを挿入することで、自然に閉鎖します。

退院指導

- 胆嚢を摘出しても手術前と同様に胆汁は腸へ流れるため、身体に大きな変化はなく、日常の生活習慣の変更はあまり必要ありません。
- しかし、脂肪分の多い食事を摂取すると消化が遅れ、まれに下痢症状が現れる場合もあります。そのため、表のような**食事についての退院指導**が必要となってきます。

▼ 胆嚢摘出後の食事の指導

❶ **規則正しく食事を摂る**
❷ **脂っこい食事は避ける**
　ex 乳製品、マヨネーズ、油入りのドレッシング、インスタント食品、ファストフードなど
❸ **食物繊維の多い食品を食べる**
　ex 緑黄色野菜、キノコ、芋、海藻

[久下朋恵]

5 | 肝切除

どんな手術?

- 肝切除は肝臓がんや胆嚢・胆管がんに行われる手術です。
- 肝切除には大きく分けて2種類あり、区域や亜区域に沿って行う**肝葉切除・肝区域切除・肝亜区域切除**と、区域や亜区域を考慮しない**肝部分切除**があります。

▼ 肝切除

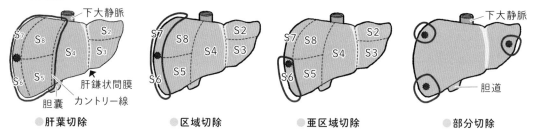

●肝葉切除　●区域切除　●亜区域切除　●部分切除

周術期管理

術前

①術式や切除範囲の決定

- 肝切除の対象となる患者さんは慢性肝炎や肝硬変などを合併し、術前から肝機能が低下していることが多いです。
- 術前に、肝切除後の残存肝の予備機能を考慮して、適切な術式の選択や、切除が適応するか、切除の範囲などを決定する必要があります。手術前の血清ビリルビン値、アルブミン値、プロトロンビン値、血小板数、ICG（イントシアニングリーン）**検査**の結果などから決定されます。

●ICG検査とは?
肝臓の解毒能力をみることで、肝機能を評価する検査です。ICG色素は肝臓で除去され胆汁へ排泄されることから、肝臓の血流量と解毒作用がわかります。
静脈注射でゆっくりと注入し、15分後に血中に残っているICGの割合をICG15分停滞率（R15）といいます。肝機能が低下すると肝臓がICGを取り込む能力が低下するため、R15の値は大きくなります。検査前には絶食が必要になります。

肝切除にはさまざまな術式やアプローチ方法があり、覚えるのはたいへんですが、受け持ち患者さんの情報を軸に学習を進めていくと、カルテでの情報収集が楽になり、病態生理の理解を深められますよ。

手術の流れ

術前
　〈入院まで〉・適切な術式の選択や切除範囲などの決定
　〈入院後〉　・当院では手術前日に入院し、手術の準備をする
　　　　　　・専門家による口腔ケアや、絶飲食、下剤の服用、臍処置、除毛、シャワー浴など
　　　　　　　P.72,73

術直後・ICU/HCU などで全身管理

術後
　〈早期／1～2日目〉
　・術後1日目：一般病棟へ転棟し、離床、飲水開始、モニタリング終了
　・術後2日目：尿道カテーテル抜去、五分粥食から開始
　この時期に気をつける合併症 術後出血、腹水貯留、胆汁漏、消化管出血

　〈回復期／3～7日目〉
　・術後3日目：全粥食に食事形態を上げ、2、3日で常食へ
　・術後6日目：肝切離面ドレーン抜去
　この時期に気をつける合併症 肝不全、胆汁漏、イレウス、創感染

　〈安定期／1～2週間〉
　・合併症の所見がなく食事が十分食べられるようになり、退院後の飲酒指導を実施し術後1～2
　　週間程度で退院
　この時期に気をつける合併症 胆管炎（胆道再建の場合）

4
章

消化器外科の手術と看護

術後

- 区域または肝葉切除であれば、**肝切離面（かんせつりめん）ドレーン**や、ウインスロー孔ドレーン、**右横隔膜下（みぎおうかくまくか）ドレーン**が挿入されます　P.79　。

　肝切除後、一時的に肝機能が低下し、腹水や胸水が出ることがあります。肝切離面ドレーンは、体内に貯留されている胸腹水の量を測定する目的で挿入されます。

- 肝部分切除の場合は、『肝癌診療ガイドライン』[1]（日本肝臓協会）で、「待機的肝切除において腹腔ドレーンは必ずしも必要としない」とされており、ドレーンが留置されない場合もあります。

- 肝切除のなかでも胆道を再建しない場合は肝切離面ドレーンのみ、胆道再建が行われる場合には肝切離面ドレーンに加えてウインスロー孔ドレーン、胆管ドレナージチューブが挿入されることがあります。

▼ 肝切除で留置されることの多いドレーン

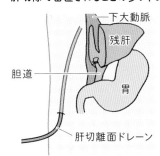

●区域または肝葉切除の場合

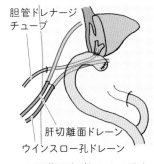

●胆道再建が行われる場合

肝臓は沈黙の臓器といわれ、がんや炎症が進んでいても、ある程度まで、自覚症状がほとんどありません。術後、肝再生を願ったり、予後を見据える患者さんに、少しでも不安の軽減が行えるよう術前からかかわることが大切です。

61

合併症

胆汁漏

- 肝切離面の胆管の断端や、手術中に損傷した胆道などから胆汁が腹腔内に漏れ出てしまうことをいいます。術直後から発生する場合もあれば術後 3〜7 日目にみられることもあります。頻度は 3.0〜14.1％という報告があります [2]。発熱・腹痛を伴い、ドレーンの性状が緑色〜茶褐色に変化します。

胆汁漏になったら?

- 腹腔内に漏れ出た胆汁は体外にドレナージをする必要があり、超音波下で内視鏡的経鼻胆道ドレナージ術（ENBD）を行うことがあります　P.22　。ドレナージ不良の状態が続けば、敗血症など致死的となる恐れがあります。
- そのため量や性状だけでなく、チューブの閉塞や屈曲がないかなどにも十分注意します。

腹水貯留

- 術後から退院まで、注意して観察する必要のある合併症で、肝機能が低下し、肝臓へ流れる門脈圧が高くなることで起こります。残肝が小さい場合や肝硬変の場合に起こることが、比較的多いです。
- 肝臓でつくられる血漿タンパク質にはアルブミンが含まれています。アルブミンには血管内に水を保持する働きがあります。肝切除後、肝臓が小さくなり、本来つくられるはずのアルブミンの量が低下することで血管内に水分を保持できず腹水が体内に貯留することになります。
- 腹水が多くなってくると、胃や腸が圧迫されて食欲低下が生じたり、横隔膜が押し上げられることで呼吸困難などの症状が出現することもあります。

腹水の治療

- 尿量測定や点滴などから水分バランスが保たれているかを評価し、利尿薬やアルブミン製剤の投与などの保存治療で軽快することが多いです。
- 感染を伴う場合（胆汁漏が原因のときなど）は、腹水ドレナージが必要となることもあります [3]。

肝不全

- 術後 3〜7 日以内に併発することが多いといわれています。肝切除術後の合併症のなかでももっとも重篤で、肝切除後の術後死亡原因の 18〜75％を占めているという報告もあります [4]。
- そのため、**日々のバイタルサインの変動や意識レベルの低下、黄疸、浮腫、腹水貯留**など、術後数日が経過していても、注意して観察する必要があります。

術後出血

- 肝臓内には血管が多く張り巡らされており、肝切除の際は多くの血管を処理します。肝切離面には処理した血管がむき出しになっているため、術後出血が起こりやすくなってます。とくに肝機能が悪い場合は、血液凝固因子や血小板が減少しており、リスクが高くなります。ドレーンからの血性排液の有無に注意します。

消化管出血

- 肝切除術後に肝機能が悪化し、門脈圧が亢進して、静脈瘤が破裂することで生じます。吐血や黒色便など、消化管出血の徴候に注意が必要です。

[中村汐里]

術前の肝機能の低下が著しい場合や切除範囲が大きいほど、術後の肝不全のリスクは高くなります。長時間の手術や術中の大量出血、感染を併発するとさらにリスクは高まります。徴候が少しでもみられたら早急に対処します。

6｜膵頭十二指腸切除術

どんな手術?

- 膵頭十二指腸切除術 (PD) は**膵頭部がんや胆管がん、十二指腸乳頭部がんなどに行われる手術**です。膵頭部と十二指腸だけではなく、胃の幽門側、胆囊、総胆管、空腸の一部を切除するため、切除範囲が非常に大きく、吻合部も多いため消化器外科領域ではもっとも大きな手術のひとつです。**術後合併症の発生頻度も 30〜50%**[1] と高いです。

- 最近では胃の機能を温存するために**胃を切除しない PPPD** や胃の**幽門輪だけを切除する SSPPD** などが増えてきています。

▼ PD の切除範囲（PPPD、SSPPD も）

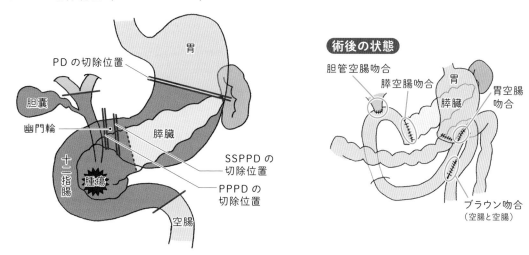

術後の状態

- PD：膵頭十二指腸切除術：pancreaticoduodenectomy
- PPPD：幽門輪温存膵頭十二指腸切除術：pylorus preserving pancreaticoduodenectomy
- SSPPD：亜全胃温存膵頭十二指腸切除術：subtotal stomach-preserving pancreaticoduodenectomy

周術期管理

術前（入院まで）

①血糖コントロール

- 膵頭部がんでは、主膵管が閉塞し、膵炎や膵実質の萎縮が起こることで膵内分泌機能が低下し、糖尿病を合併することがあります。そのため**術前から血糖測定を行い、空腹時血糖 150〜200mg/dL 以下を目標にインスリン投与**を行います。

②栄養管理

- 同じ理由で、膵外分泌機能低下による消化吸収障害や十二指腸狭窄などで、術前から低栄養をきたしていることが多いです。

- 低栄養の状態では、術後合併症の発生率や死亡率が上がると報告されています。**経口摂取が十分でない場合には、経腸栄養** P.90 **、PPN** P.85 **、TPN** P.87 を併用します。

手術の流れ

術前

〈入院まで〉 術前検査、血糖コントロール、栄養管理、胆道ドレナージ

〈入院後〉（手術の2日前に入院）

- **手術2日前**：専門家による口腔ケア、PICC（末梢挿入型中心静脈カテーテル）留置、除毛・臍処置、シャワー浴　P.72,73
- **手術前日**：絶飲食、下剤内服
- **手術当日**：浣腸

術直後 ・ICU/HCU などで全身管理

術後

〈早期／1〜2日目〉

- **術後1日目**：一般病棟へ、離床、飲水開始
- **術後2日目**：尿道カテーテル抜去、モニタリング終了

  【この時期に気をつける合併症】 術後出血、膵液漏、胆汁漏、イレウス、肺炎

〈回復期／3〜7日目〉

- **術後3日目**：流動食を開始し、2〜3日ごとに食事形態を上げる

  膵空腸吻合部ドレーンを抜去
- **術後5日目**：胆管空腸吻合部ドレーンを抜去

  【この時期に気をつける合併症】 膵液漏、胆汁漏、イレウス、創感染、肺炎

〈安定期／1〜3週間〉

- 膵管チューブ、胆管チューブは術後2〜4週間で抜去
- 合併症の所見がなく食事が十分に食べられるようになれば、術後3〜4週間程度で退院

  【この時期に気をつける合併症】 仮性動脈瘤出血、胆管炎、腹腔内膿瘍、胃内容排泄遅延、下痢、糖尿病

③胆道ドレナージ

- 術前に閉塞性黄疸を発症することがあり、胆管炎や肝機能悪化を防ぐために、術前に胆道ドレナージ（ERBD、ENBD、PTCD など　P.22,25 ）を行うことがあります。

- ERBD のように胆汁が腸管内に流れる場合はいいのですが、ENBD や PTCD を行った場合は胆汁が体外に排泄されてしまいます。**胆汁には脂溶性ビタミンの腸管吸収を促進する役割**があり、胆汁が喪失すると吸収障害からビタミンK欠乏をきたし、出血傾向になります。**ENBD や PTCD ではビタミンK（ケイツーなど）を補充**する場合があります。

術後

- PD の術後管理のポイントは**ドレーン管理**です。当院では膵空腸吻合部ドレーン、胆管空腸吻合部ドレーン、膵管チューブ、胆管チューブを留置しています。

> PD でのドレーンの留置部位や本数は施設によって異なります。

①膵空腸吻合部ドレーン、胆管空腸吻合部ドレーン

- どちらもおもな目的は**膵液漏の情報ドレーン**です。**排液がワインレッド色になれば膵液漏を疑います**。膵液漏の診断のためにドレーン排液のアミラーゼ測定を行う場合があります。

- 胆汁漏の情報ドレーンでもありますが、胆汁漏は頻度としては低いです。胆汁漏になれば排液に

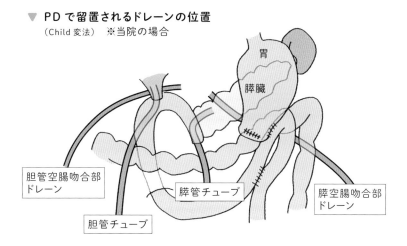

▼ PD で留置されるドレーンの位置
（Child 変法）　※当院の場合

胃

膵臓

胆管空腸吻合部
ドレーン

膵管チューブ

膵空腸吻合部
ドレーン

胆管チューブ

黄色い胆汁が混じります。

- 異常がなければ**術後 4 日目程度での早期抜去**が推奨されており、当院では膵空腸吻合部ドレーンを術後 3 日目、胆管空腸吻合部ドレーンを術後 5 日目を目安に抜去しています。

②膵管チューブ

- **膵空腸吻合部の減圧**（縫合不全予防）と**膵空腸吻合部の狭窄予防**（膵管はとても細いためステントとして）が目的です。

- 膵管チューブには、①体外に出す、②体外に出さない（ロストステント）の 2 種類があります（膵管チューブを入れない施設もあります）。①の場合には完全外瘻と不完全外瘻があり、完全外瘻は膵液がすべて体外に誘導されますが、不完全外瘻では体外と腸管内の両方に誘導されるため、排液量の判断に必要な情報です。

▼ 膵管チューブの完全外瘻と不完全外瘻

①体外に出す

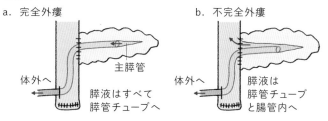

a. 完全外瘻

b. 不完全外瘻

主膵管

体外へ

膵液はすべて
膵管チューブへ

体外へ

膵液は
膵管チューブ
と腸管内へ

②体外に出さない（ロストステント）

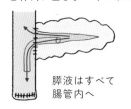

膵液はすべて
腸管内へ

- 膵管チューブの抜去時期は瘻孔が形成される 2～4 週間が目安です。

- チューブの排液が減ったとき、完全外瘻と不完全外瘻とでは対応が異なるので、外瘻か内瘻かを知っておくことが大切です。

- 排液量が急に減少した場合には、まずは膵管チューブがねじれたり屈曲していないかを確認します。チューブに異常がなければ粘稠な排液による閉塞が疑われ、微量用の注射器で軽く吸引したり、少量の生理食塩水で洗浄します。**この方法は膵管内圧を高めて膵炎を発症する危険性があるため、医師が行うことが望ましいです。**同じ理由で**ミルキングも圧がかかってしまうため行わない**ようにしましょう。

③胆管チューブ

- 膵管チューブと同じく**胆管空腸吻合部の減圧と狭窄予防**が目的で、①体外に出す場合と、②体外に出さない場合（ロストステント）があります。
- 胆管チューブは不完全外瘻で、胆管径が太い場合は排液があまり出ないこともあります。**胆管チューブが閉塞すると胆管炎を発症する危険性があるため、排液量には注意が必要**です。
- 抜去時期は瘻孔が形成する2〜4週間が目安です。

膵液の分泌が術直後ではなく、2〜3日目に増加するのはなぜ？

膵液は迷走神経（副交感神経）刺激によって分泌量が増加します。術直後は交感神経優位になるため排液量は少なく、術後2〜3日で増加します。ただしチューブの種類や、残っている膵臓の機能によって排液量は異なります（不完全外瘻では排液量は少ない）。

合併症

- 消化器外科手術に共通する合併症である術後出血やイレウス、創感染、肺炎などが起こることはもちろんありますが、ここではPDに特徴的な合併症について紹介します。

膵液漏

- 膵液漏は膵空腸吻合部の縫合不全が原因です。膵臓手術後の死亡原因のほとんどに関与しているといわれており、**PD術後にもっとも気をつけなければいけない合併症**です。膵液が腹腔内に漏れると、周囲の脂肪や組織、そして小血管も溶解され、ドレーン排液が特徴的なワインレッド色になります。さらに感染を合併すると灰色の膿性へと性状が変化していきます。
- 膵液漏の診断にはドレーン排液のアミラーゼ値を測定します。「血液中のアミラーゼ値の3倍以上の排液アミラーゼ値が3日以上持続する」場合に膵液漏と診断します[1]。膵液漏のチェックのために術後1、3、5日目などルーチンで排液アミラーゼを測定している施設もあります。

仮性動脈瘤・出血
（か せいどうみゃくりゅう）

- 仮性動脈瘤や出血は膵液漏に感染を合併した場合に多く、ドレーン排液が灰色や膿性になる場合には、とくに注意が必要です。
- 術後1〜2週間目に多く、大量出血の前兆として**予兆出血**（よちょうしゅっけつ）といわれるドレーン排液に少量の血がまじることがあります。大量出血の状態になると救命がむずかしくなるため、予兆出血が見

▼ PDに特徴的な合併症

> ❶膵液漏
> ❷仮性動脈瘤・出血
> ❸胆管炎
> ❹胃内容排泄遅延
> 　（DGE：derayed gastric empty）

▼ 膵液漏による異常なドレーン排液

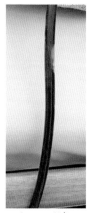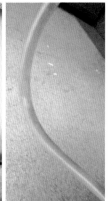

　ワインレッド色　　　灰色の膿性

膵液にはどんな働きがあるの？膵液漏はなぜこわいの？

膵液には三大栄養素（糖質、タンパク質、脂肪）すべての分解酵素が含まれており　P.13　、これが腹腔内に漏れると周囲の脂肪や組織、血管を溶かし大出血を起こすことがあります。さらに感染を合併すると腹腔内膿瘍から敗血症となり、重篤な状態となります。

新人さんによく「これはワインレッドですか？」と聞かれます。
そのとき私はいつも赤ワインの色を思い浮かべます。

られた場合にはすぐに医師に報告します。

胆管炎

- 胆管空腸吻合では、腸液の逆流による胆管炎を発症しやすくなります。胆管チューブが閉塞すると胆管炎を発症する危険があるため、胆管チューブの排液量には注意が必要です。

- 発熱、腹痛、黄疸などの症状が現れ、血液データでは AST、ALT、γ-GDP、ALP が上昇します。胆管炎が遷延すると肝膿瘍を合併することがあり、肝膿瘍には PTCD　P.25　が必要になることがあります。

> イレウスなど腸管運動が悪い場合にも逆流が増えるといわれています。

胃内容排泄遅延（DGE：derayed gastric empty）

- 胃から空腸への流れが悪くなり、悪心・嘔吐、食欲不振などを生じ、胃管の長期留置を強いられます。DGE の定義は、①**胃管の再留置が必要**で、②**胃管排液 500mL／日以上が 10 日以上持続**、③**術後 14 日目まで固形食が摂取不能**とされています。

- 幽門輪を温存する PPPD　P.63　では血管処理に伴う幽門輪の虚血やうっ血、神経処理に伴い幽門輪の動きが悪くなることなどが原因で DGE が増えるといわれています。幽門輪を切除する SSPPD が DGE を減らす可能性があると考えられていますが、まだはっきりとした結果は出ていません。

[久保健太郎]

7 | そのほかの外科治療の対象となる疾患

虫垂炎（ちゅうすいえん）

虫垂炎とは

- 虫垂炎とは、盲腸の先端にある**虫垂に糞石（ふんせき）が詰まったり、細菌やウイルス感染を生じて発症する急性炎症疾患**のことです。
- 虫垂炎はおもに 3 つに分類されます。

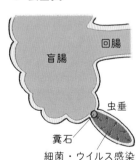

▼ 虫垂炎

回腸
盲腸
虫垂
糞石
細菌・ウイルス感染

▼ 虫垂炎の分類

分類	特徴	治療
カタル性虫垂炎	・炎症は粘膜に限局する ・絶飲食や抗生物質の投与など、保存治療を行う	保存
蜂窩織炎性虫垂炎	・炎症が虫垂壁の筋層から全層に波及する	手術
壊疽性虫垂炎	・炎症が進行して壁が壊死し、膿瘍や腹膜炎を併発する	

どんな手術?

- 腹腔鏡下または開腹で、炎症を起こした虫垂を切除します。
- 交叉切開法（創が小さい、腹腔の洗浄はできない）…❶
- 腹腔鏡下虫垂切除（創小さい、洗浄ができる）…❷
- 開腹虫垂切除（創が大きい、洗浄がしっかりできる）…❸
- 虫垂根部へ炎症が波及すると、回盲部切除、盲腸部分切除も施行されます。

周術期管理

①術前

- 血液検査、超音波（エコー）検査、造影 CT で他疾患と鑑別診断をします。
- **発熱、疼痛、悪心・嘔吐などへの対処**が必要です。
- 壁側腹膜に炎症が波及すると、回盲部の**圧痛点**が認められます（マックバーニー点、ランツ点、クンメル点でブルンベルグ徴候が認められる）。

  ポイント 病変が広がると体温がさらに上昇します。穿孔性腹膜炎を合併すると 40℃の高熱が出現し、緊急手術となります。

- 絶飲食とし、術前の準備を行います。虫垂切除の場合、**術前の浣腸は禁忌です。浣腸は腸内圧を高め、穿孔を誘発あるいは助長する**危険性があるからです。

②術後

- 手術 1 日目から早期離床をすすめ、通常であれば 1 日目から水分や食事の摂取が開始となります。腹膜炎を併発していた場合は、腸管の蠕動が十分回復したことを確認したのち、医師の指示で食事が開始となります。
- 通常はドレーンを留置しません。当院では 7 日間前後で退院となります。

合併症

- **術後出血、創感染、腹腔内膿瘍、イレウス**があります。
- 穿孔性虫垂炎および腹膜炎を併発している場合には、排膿をうながすためドレーンが留置されていることがあるので、入院期間は延長となります。
- 腹膜炎を併発していた場合は、イレウスも起こしやすいので、緩下薬などを使った排便コントロールも必要となります。

▼ 術式ごとの手術創

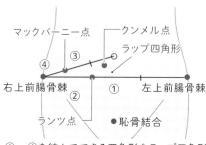

①～④を結んでできる四角形をラップ四角形といい、この中で圧痛を確認する

ヘルニア（鼠径ヘルニア）

ヘルニアとは

- 腹壁の構造が脆弱化し破綻したことが原因で、腸管などの腹部内臓が、本来、存在する部位から異常な部位へ逸脱し、所見や自覚症状を生じてくることです。

虫垂炎は一般的には「盲腸」とよばれ、軽症で簡単な手術のイメージがあるかもしれませんが、抗菌薬のみで軽快するものから、汎発性腹膜炎になって重症化するものまで、重症度はさまざまです。

▼ ヘルニアの部位による違い

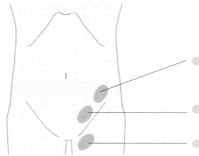

● 外鼠径ヘルニア：嵌頓することが少なくない

● 内鼠径ヘルニア：高齢者、特に男性に多い

● 大腿ヘルニア：中年の経産婦に多い

どんな手術？

- **嵌頓以外は待機手術**です。**嵌頓**を生じている場合、用手整復術を試み、還納できない場合は緊急手術となります。
- 鼠径ヘルニア手術では、脱出してきた腹膜の処理、脱出口の閉鎖、鼠径管後壁の補強を行います。

● 嵌頓
脱出したヘルニアが戻らない、戻せない状態。嵌頓内容が、腸管の場合、血流障害をきたすと腸管壊死を生じます

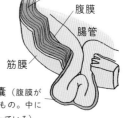

筋肉（腹筋）
腹膜
腸管
筋膜
ヘルニア囊（腹膜が飛び出したもの。中に腸管が詰まっている）

▼ 鼠径ヘルニア手術の種類

術式	特徴
鼠径部切開	- 鼠径部を切開し、破綻した筋膜をメッシュで覆う手術。メッシュの種類や使い方の違いによって、メッシュプラグ法、クーゲル法、PHS法などがある。
腹腔鏡下手術	- TAPP法（腹腔内から腹膜を切開して、大きめのメッシュでヘルニア門を覆う）や、TEP法（腹膜外からアプローチ、腹膜と腹壁の間にメッシュを挿入する）などがある。

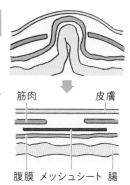

筋肉　皮膚

腹膜　メッシュシート　腸

周術期管理

①術前

- 除毛、絶飲食、下剤の投与、浣腸など、一般的な手術前準備をします P.72,73 。

②術後

- 手術1日目から離床し、水分、食事が開始となります。
- 当院では、通常3〜5日で退院となります。

合併症

- **後出血、感染、疼痛**がおもなものです。そのほか、漿液腫、再発などがあります。
- 後出血や感染を認めた場合、再手術になる場合もあります。内鼠径ヘルニアのヘルニア囊は膀胱に近いため、膀胱損傷することがまれにあります。術後の血尿や尿量に注意が必要です。

痔

痔とは

▪ 痔は、形状によっていくつかの種類に分けられます。

▼ 痔の種類

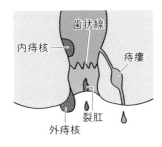

痔核 （じかく）	▪ 肛門管のうっ血と弾性線維の断裂で、粘膜下の静脈が瘤状になったもの ▪ 内痔核（歯状線より口側）：痛みはなく出血が特徴 ▪ 外痔核（歯状線より皮膚側）：外痔系の静脈内に黒赤色の血栓ができて痛い
直腸肛門周囲膿瘍	▪ 肛門内に細菌感染が起こり、括約筋の間の複雑に入り込んだ粗な結合組織の間に広がり、膿瘍を形成する
痔瘻 （じろう）	▪ 直腸肛門周囲膿瘍が自壊、切開排膿したものに発生する肛門管と皮膚に交通する瘻管 ▪ 手術が基本
裂肛 （れっこう）	▪ 肛門上皮が便秘後の硬い便などで裂けた状態 ▪ 慢性化すれば、肛門潰瘍となる

どんな手術?

①痔核への手術

結紮切除術（ミリガン−モルガン法）

内痔核を歯状線（しじょうせん）より高位を頂点として根部結紮し、その後切除、皮膚ドレナージを作成します。

内痔核硬化療法剤（ALTA）注射療法

硫酸アルミニウムカリウムとタンニン酸配合薬であるジオンを4段階注射療法で注入し、痔核を硬化・縮小させる。

▼ 痔核の結紮切除術

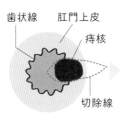
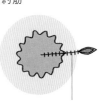

根部結紮（痔動脈結紮）　　半閉鎖と結節縫合

ジオン注を痔核とその周囲4か所に注入して、痔に流れ込む血液の量を減らし、痔を硬くして粘膜に固着させる治療法。

痔瘻への手術

▪ 瘻管の開放と切除が目的となります。

切開開放術 瘻管に沿って皮膚や粘膜を切開し、瘻管を開放、切除します。

シートンドレナージ術 原発口から二次口にゴム糸を通し、ドレナージと切離を行います。

▼ シートンドレナージ術

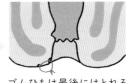

ゴムひもは最後にはとれる

周術期管理

①術前

▪ 術前は絶飲食となります。下剤の投与や、シャワー浴の指導などの準備が必要です。

②術後

▪ 術後1日目から離床し、水分や食事の摂取が開始となります。

▪ 創部を清潔に保つため、パッドやガーゼを当てます。早期から自己でのシャワー洗浄の指導も行

肛門は羞恥心を伴う敏感な場所ですが、しっかり観察をしましょう！
痔の位置は、肛門から見て、腹側を12時として時計回りに「○時の方向」と表現します。

います。

合併症

- **痔核のおもな合併症は術後出血**で、**痔瘻のおもな合併症は、術後出血と便失禁**です。
- 再発予防として、便通のコントロール、食習慣、肛門衛生などの指導が必要です。

ストーマ閉鎖

ストーマ閉鎖とは

- 外傷やがんの手術など、切離した腸を吻合すると縫合不全を起こす可能性が高い場合、一時的にストーマを造設することがあります　P.50,94　。このストーマを閉鎖することを、ストーマ閉鎖といいます。
- 縫合不全がないことを確認したのち、通常は、最初の手術から3〜4か月後に行われます。

どんな手術

- ストーマ周囲を切開し、腹壁と遊離後、ストーマに使われていた腸管を切除し吻合します。機能的端々吻合（FEEA）や三角吻合があります。
- 感染率を下げるため、術後に縫合閉鎖は行わず、ストーマのあった部位は半閉鎖状態とします。**巾着縫合**が一般的です。

▼ 巾着縫合

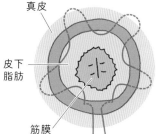

真皮

皮下
脂肪

筋膜

周術期管理

①術前

- 手術前日の昼から絶食とし、下剤を内服します。

②術後

- 術後1日目から離床し、水分摂取が開始となります。回診時、医師が創部のガーゼ交換を行い、創部を乾燥させないため、ゲンタマイシン硫酸塩軟膏やワセリンを塗布します。
- 食事は術後2日目から開始となります。
- 便を柔らかくする薬（酸化マグネシウム）や、腸を活発にする漢方（大建中湯）を内服することがあります。
- 当院では1週間程度の入院となります。
- 創部が完全治癒するまでには2〜4週間程度かかるので、入院中から自己でのシャワー洗浄、ガーゼ交換、軟膏塗布を指導し、自己管理ができれば退院となります。

合併症

- 術後出血、イレウス、縫合不全、創感染があります。
- 下部大腸がんに対する低位前方切除　P.50　を受けた症例には、**排便機能障害**（頻回な便、便失禁）が生じることがあります。下剤などの排便調整や、肛門周囲のケアも必要です。

[岩橋久美]

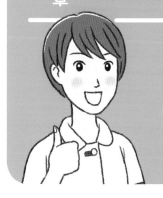

5章 消化器看護に必要なポイントはこれだけ！

ここでは消化器病棟に配属された新人看護師に必要な知識をまとめました。
消化器病棟に配属されたらすぐに経験することになると思うので、必ず押さえておきましょう。

1｜術前術後の管理

手術前の看護

絶飲食

- 全身麻酔の麻酔導入時の嘔吐や誤嚥を予防するために、手術前には絶飲食を行います。
- 以前は長時間の絶飲食が行われていましたが、最近は、固形物は手術前6～8時間前まで、清澄水（せいちょうすい）は2～3時間前まで許可している施設も増えてきました。

下剤・浣腸

- 術前の下剤の服用は腸管内の細菌数を減少させることで、SSIなどの感染性合併症を低下させることが目的でしたが、最近では効果なしと結論づけられています。しかし日本では手術のしやすさの観点から、今でも下剤を使用している施設が多いようです。
- 浣腸も下剤と同じ理由で使用することがあります。しかし浣腸の有無で合併症発生率は変わらないともいわれており、浣腸をしない施設も増えてきています。

▼ 入院後のタイムスケジュール
（当院の場合の一事例）

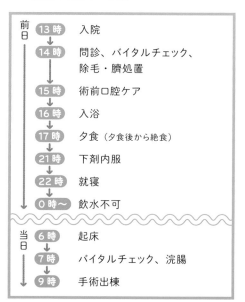

前日	13時	入院
	14時	問診、バイタルチェック、除毛・臍処置
	15時	術前口腔ケア
	16時	入浴
	17時	夕食（夕食後から絶食）
	21時	下剤内服
	22時	就寝
	0時～	飲水不可
当日	6時	起床
	7時	バイタルチェック、浣腸
	9時	手術出棟

○ 清澄水
水、お茶、果肉を含まない果物ジュース、ミルクを含まないコーヒーなどが、清澄水に含まれます。浸透圧や熱量が高い飲料（経腸栄養剤など）、アミノ酸含有飲料は胃排泄遅延となる可能性があり注意が必要です。脂肪含有飲料、食物繊維含有飲料、アルコールの使用は推奨できないとガイドラインに記載があります[1]。

絶飲食というと「歯磨きもしちゃいけない」と思う患者さんもいます。手術前に口腔内を清潔にすることは肺炎予防としても大事なので、「手術前に歯磨きは必ずしてくださいね」と声をかけるとよいと思います。

臍処置

- 消化器外科手術では臍の近くや臍自体を切開することが多く、**臍垢が溜まっていると手術部位感染（SSI）の原因になる**と考えられているため術前に臍垢の掃除を行います。
- 手術の前日にオリブ油などを用いて臍垢を軟らかくしてから、綿棒などで掃除をする施設が多いです。

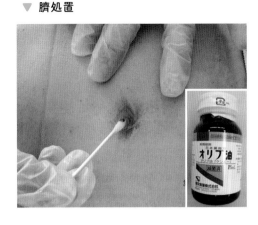

▼ 臍処置

除毛

- 体毛が手術の邪魔になる場合は、**サージカルクリッパーによる除毛**を行います。
- カミソリでの剃毛は皮膚を傷つけて SSI を増やすとされており、ガイドラインでも行わないように推奨されています[2)]。

入浴、シャワー浴

- **身体を清潔にすることで SSI を予防する**ことが目的です。
- クロルヘキシジンによる清拭を行っている施設もあります。ガイドラインでも鼻腔内の黄色ブドウ球菌のスクリーニング（鼻腔培養で検査）、鼻腔内へのムピロシン塗布、クロルヘキシジン清拭を組み合わせて行うことで、SSI の減少に効果的であると推奨しています[2)]。

点滴または経口補水療法

- **絶飲食中の脱水を予防する**ために輸液を行います。
- 朝いちばんの手術の場合は行いませんが、午後からの手術の場合などは、点滴を 500〜1,000mL 程度投与します。

> 経口補水液を飲用することで、術前の点滴を廃止している施設もあります。

専門家による口腔ケア

- 術後の呼吸器合併症予防のために、術前に歯科医による虫歯の治療、歯科衛生士による口腔内の清掃を行います。

手術後の看護

意識、呼吸、循環の観察

- 病棟に帰室したら、まずは**意識や呼吸状態、循環動態**に異常がないかを観察します。
- 麻酔が残っていて覚醒が悪いと、呼吸に異常をきたしやすく、オピオイド拮抗薬（ナロキソン）を投与したり、エアウェイ挿入、バッグバルブマスク換気などを行います。それでも改善しない場合は再挿管が必要になることがあります。
- 術直後に低血圧や頻脈がある場合は術後出血の可能性も考え、ドレーン排液が血性になっていないか、ショックの徴候はないかなども併せて観察します。

▼ ショックの 5P

❶蒼白（pallor）
❷虚脱（prostration）
❸冷汗（perspiration）
❹脈拍触知不可（pulselessness）
❺呼吸不全（pulmoary insufficiency）

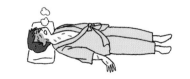

- また苦痛（痛みや悪心・嘔吐など）が原因となって脈拍、血圧に異常をきたすことが多いです。そのような場合はまず苦痛症状へ対処します。

尿量の観察

- 術後は、炎症による血管内水分の**サードスペース**への移動や、手術侵襲によるストレスホルモンの分泌で抗利尿に傾いていることが多く、尿量が減少しやすい状態にあります。
- 以前は 1mL/kg/ 時の尿量を確保するように輸液量を調整していましたが、最近は**輸液が多過ぎると腸管機能の回復が遅れたり、心肺合併症が増える**という報告もあり、問題視されています。
- 尿量 0.5mL/kg/ 時以下が 6 時間以上続く場合は、急性腎障害（AKI：acute kidney injury）の危険因子とされているため、輸液を追加します。

ドレーン、腹部所見の観察

- どの手術でも、術直後は術後出血に注意します。
- 術後出血が起こると血塊でドレーンが閉塞し、血性の排液が排出されず、術後出血に気づかないことがあります。ドレーンだけに頼らず、バイタルサインやショックの徴候なども併せて判断します。

▼ 術後の状態（臥床時）

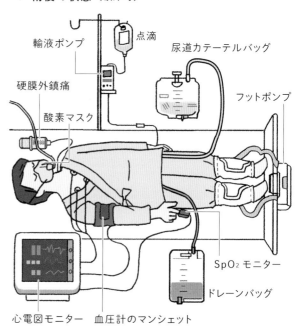

輸液ポンプ / 点滴 / 尿道カテーテルバッグ / 硬膜外鎮痛 / 酸素マスク / フットポンプ / SpO₂ モニター / ドレーンバッグ / 心電図モニター / 血圧計のマンシェット

● **サードスペース**
手術部位の炎症が起こった場所で、血管内の水分が移動・貯留することを、水分の「サードスペースへの移動」といいます。

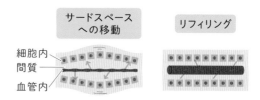

サードスペースへの移動 / リフィリング
細胞内 / 間質 / 血管内

術後悪心・嘔吐（PONV：postoperative nausea and vomiting）の有無の観察

- なぜ PONV が起こるのか明確な機序は明らかになっていませんが、麻酔薬やオピオイド性鎮痛薬などの薬剤、痛みや不安など、さまざまな因子が絡み合って起こると考えられています。
- PONV が起こりやすい人というのは明らかになっており、「女性」「乗り物酔い・PONV の既往」「非喫煙者」「術後のオピオイド使用」が 4 大リスク因子[3] と報告されています。
- PONV が起こった場合は、オピオイドを使用していれば中止または減量し、制吐薬（プリンペラン®など）を投与します。

サードスペースという言葉は昔はよく使われていましたが、最近は「そんなスペースは解剖学的には存在しない」という理由であまり使われなくなってきています。サードスペースは血管内でも細胞内でもない場所、間質を指します。

深部静脈血栓症（DVT）予防

- 下肢の深部にある静脈に血栓が生じることを深部静脈血栓症（DVT：deep vein thrombosis）といいます。肺血栓塞栓症（PE：pulmonary embolism）は静脈や心臓内でできた血栓が剝がれて肺血管を塞栓させる疾患で、死亡率が14％[4]と高いです。PEの原因の90％はDVTである[4]と報告されており、PEを防ぐためにはDVTを予防することが重要です。

- 消化器外科手術を受ける患者さんはDVTの危険因子（高齢、悪性腫瘍、腹部外科手術後、術後管理としての長期臥床など）[4]を多く持っている人が多く、DVTのリスクが高いといえます。

①早期離床

- 歩行は下腿の筋肉のポンプ機能を活性化し、下肢への静脈うっ滞を減少させます。
- 離床までの期間は、下肢挙上やマッサージ、自動的あるいは他動的な足関節運動を行いましょう。

▼ DVTとPE

PE

血栓が移動

肺

下大動脈

深部静脈

深部静脈で血栓ができる（DVT）

表在静脈

▼ 下肢の底背屈運動

左右各10回を、1〜2時間ごとに行ってください。

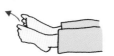

❶つま先を下へ向け、足の甲をゆっくり伸ばす。

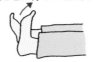

❷つま先をゆっくり上げる。

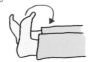

❸足首をゆっくり回す。

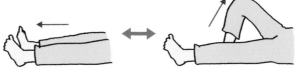

❹両足を伸ばした状態から、片足ずつ、膝を伸ばしたり曲げたりする。股関節の術直後は健側だけ行い、患肢は関節可動域獲得後から開始する。

②弾性ストッキングと間欠的空気圧迫法（フットポンプ）のメカニズムの違い

●弾性ストッキング

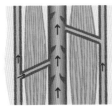

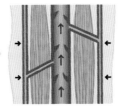

- 弾性ストッキングをはくことで下肢全面を圧迫し、表在静脈の総断面積を減少させることで中心静脈の血流速度を増加させ、下肢への静脈うっ滞を減少させます。
- 入院中はリスクが続く限り、終日装着します。
- 弾性ストッキングだけでは効果はないといわれているため、必ず自動的あるいは他動的な足関節運動を併せて行います。

●間欠的空気圧迫法（フットポンプ）

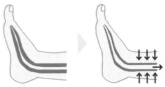

- 足部に巻いたカフに間欠的に空気を送り込むことで、足部のマッサージ効果で静脈うっ滞を減少させます。
- 手術中から装着、安静臥床時は終日装着し、離床後も十分に歩行ができるようになるまで、臥床時は装着を続ける必要があります。

疼痛コントロール

- 術後は、傷の痛みやドレーンなどの留置物による痛み、腸管麻痺が改善してきたときに起こる蠕動痛など、さまざまな痛みが起こります。
- 単に痛みだけの問題ではなく、さまざまな合併症を引き起こす可能性があるため疼痛コントロールは重要です。

①痛みのアセスメント

- 術後に患者さんが痛みを訴えた場合、重篤な合併症（術後出血、縫合不全、心筋梗塞、肺塞栓など）による痛みではないことをアセスメントすることが重要です。
- 合併症を疑うような所見がなければ、鎮痛薬による対症療法を行います。合併症を疑った場合は医師に報告します。また、今ある痛みを緩和させるために鎮痛薬を投与します。

②疼痛コントロールの実際

- 消化器外科手術では、局所麻酔薬や、オピオイドの硬膜外鎮痛や静脈投与が併用されていることがほとんどです（ヘルニアなどの小さい手術は除く）。
- 近年は、痛いときに患者さんが自身で鎮痛薬を追加投与できる PCA（患者自己調節鎮痛法）を採用している施設も多いです。しかしそれだけでは痛みをコントロールできないことも多く、ほかの種類の鎮痛薬が必要になることも多いです。

▼ 痛みのアセスメント

①～④などを観察し、痛みの原因になるような合併症の有無をアセスメントします。

> ❶ バイタルサインに異常がないか
> ❷ ドレーン排液に異常がないか
> ❸ 腹部所見に異常がないか
> （とくに腹膜刺激症状）
> ❹ 創部に異常がないか（出血や感染徴候など）

▼ PCA（患者自己調節鎮痛法）

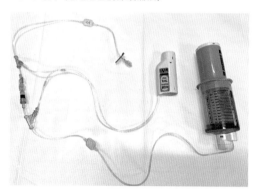

▼ 疼痛コントロールの薬剤選択の流れ

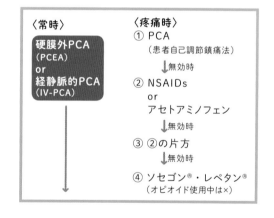

〈常時〉	〈疼痛時〉
硬膜外PCA（PCEA）or 経静脈的PCA（IV-PCA）	① PCA（患者自己調節鎮痛法）↓無効時 ② NSAIDs or アセトアミノフェン ↓無効時 ③ ②の片方 ↓無効時 ④ ソセゴン®・レペタン®（オピオイド使用中は×）

- ほかの種類の鎮痛薬としてよく使われるのは NSAIDs（静注薬のロピオン、内服薬のロキソニン®）とアセトアミノフェン（静注薬のアセリオ®、内服薬のコカール®）です。**NSAIDs は消化性潰瘍（胃潰瘍や十二指腸潰瘍）や腎機能障害、アセトアミノフェンは肝障害**の副作用があります。使い過ぎると副作用のリスクが上がるため、使用頻度が多くなる場合は、NSAIDs とアセトアミノフェンを併用するなどの方法を行います（**多角的鎮痛**）。
- また**痛みを感じてから鎮痛薬を投与するよりも、痛みを感じる前に投与するほうが効果が高い**ともいわれており、6時と14時と22時に投与するなど、定期的に使用する方法も有効です（**先行鎮痛**）。

日本でも肺がん患者を対象として術後4時間で離床を開始して安全性を調査した研究がありますが、合併症発生率は増加せず安全性に問題はなかったようです[5]。

早期離床

- 一般的に消化器外科手術後は一晩ベッド上安静として、翌日から離床を始める施設が多いです。欧米では手術当日の麻酔が覚めた時点で離床を始め、手術当日から2時間以上ベッドから離れることを推奨しています[6]。

①離床を進めるコツ

- 離床を始める前に、全身状態が安定していること、痛みがコントロールされていることを確認しておきます。安静時は痛みがなくても、動くと痛みが増強することが多いので、スムーズな離床のためにも**事前に予防的に鎮痛薬を投与しておく**ことは有効です。

▼ 動きやすい環境

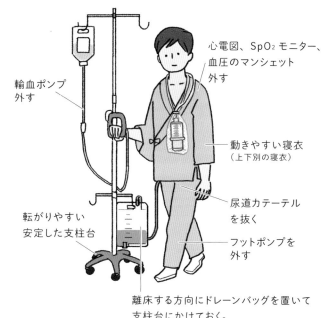

輸血ポンプ
外す

心電図、SpO₂ モニター、
血圧のマンシェット
外す

動きやすい寝衣
（上下別の寝衣）

尿道カテーテル
を抜く

転がりやすい
安定した支柱台

フットポンプを
外す

離床する方向にドレーンバッグを置いて
支柱台にかけておく。
ベッドの位置も離床する方向を考える。

- また動きやすい環境をつくることも大事です。具体的には、**モニター類や輸液ポンプ、フットポンプなど外せるものは外し、ドレーンや点滴は片側に寄せて、動きやすい服装に着替える**などを行います。万歩計を使って具体的な目標設定をしたり、離床日誌をつけてもらうなども有効といわれています。

> **メ モ**

2｜ドレーン管理

ドレーンとは

- ドレーンとは、スペースに貯留した液体（血液やリンパ液、消化液など）を排出するチューブで、目的によって、**予防的ドレーン**と**治療的ドレーン**の２つに分けられます。
  - **予防的ドレーン** 術後出血や縫合不全などを早期発見するため挿入されたドレーン。
  - **治療的ドレーン** 汚いものを排出するためのドレーン。
- 縫合不全の早期発見のために留置していたドレーンは予防的ドレーン、縫合不全が起こってしまった場合に同じドレーンでドレナージの治療を行う場合には治療的ドレーンとなり、**同じドレーンでも状況によって目的は変わります。**

ドレーンの種類

- ドレーンには、大きく分けて**開放式ドレーン**と**閉鎖式ドレーン**の２種類があります。
- 閉鎖式ドレーンは開放式ドレーンに比べて逆行性感染が少ないことが明らかになっており、CDC ガイドラインでも、閉鎖式ドレーンを用い、できるだけ早く抜去することが推奨されています[1]。

▼ 閉鎖式ドレーン

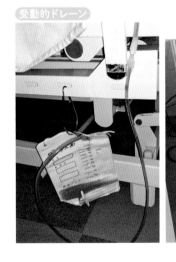
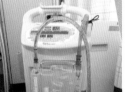

受動的ドレーン　　能動的ドレーン（接続吸引器）

開放式ドレーン

- 体外でドレーンを短く切断して開放し、毛細管現象（もうさいかんげんしょう）を利用してドレナージを行う方法で、排液をガーゼに染み込ませたり、ストーマ装具のようなドレーンパウチを貼って排液をためる方法（パウチング）があります。
- 管につながれないので、活動が制限されにくいという利点がありますが、逆行性感染や頻回なガーゼ交換、排液量が測定できない、ドレーン周囲に皮膚障害が起こりやすいなど欠点も多く、今ではあまり使われなくなってきています。

閉鎖式ドレーン

- 体外に誘導したドレーンがバッグなどに接続され、外界から閉鎖されているものです。さらにサイフォンの原理でバッグの高さによる圧力差を利用して排液させる**受動的（じゅどうてき）ドレナージ**と、持続吸引器などで陰圧をかけて排液する**能動的（のうどうてき）ドレナージ**があります。

昔は閉鎖式ではなく開放式のドレーンが入っていて、毎朝の医師の回診ですべての患者さんのドレーン挿入部を消毒してガーゼ交換をしていました。

ドレーンの留置部位

- 仰臥位になったときに体液が貯留しやすい場所である解剖学的陥凹部（かいぼうがくてきかんおうぶ）に、ドレーンの先端を留置するのが一般的です。

▼ ドレーン留置部位

- 肝臓と右腎臓の間にある腹水などが貯留しやすい場所です。
- 仰臥位では右上腹部の最下部になり、500mL以上の液体を貯留できるといわれています。

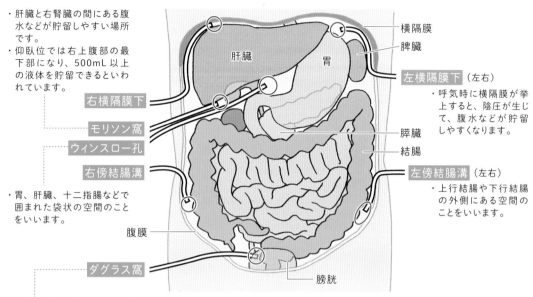

右横隔膜下
モリソン窩
ウィンスロー孔
右傍結腸溝

横隔膜
脾臓
肝臓
胃

左横隔膜下（左右）
- 呼気時に横隔膜が挙上すると、陰圧が生じて、腹水などが貯留しやすくなります。

膵臓
結腸

左傍結腸溝（左右）
- 上行結腸や下行結腸の外側にある空間のことをいいます。

- 胃、肝臓、十二指腸などで囲まれた袋状の空間のことをいいます。

腹膜
ダグラス窩
膀胱

- 直腸と子宮の間に存在する空間のことをいいます。
- ダグラス窩は立位、臥位ともに最下部となり、腹水などが貯留しやすい場所です。

ドレーンの管理

ドレーン排液の観察

- ドレーン管理においてもっとも重要なのは、日々のドレーン排液の観察です。具体的には**排液の性状、量、臭いなどを観察します**。

①排液の性状

- ドレーンの留置部位によって異なりますが、腹腔内の予防的ドレーンであれば、術直後は血性であったものが、時間経過とともに**淡血性から漿液性へと変化する**のが正常です。

②排液の量

- 術直後は術中の洗浄液が含まれるため多めですが、**時間経過とともに減少**します。ただし急激な排液量の減少はドレーンの閉塞や屈曲、位置異常を疑う必要があります。また一般的に血性の排液が1時間あたり100mL以上排出される場合は、術後出血が疑われるので、早急なドクターコールが必要です。

▼ 正常なドレーン排液の経過

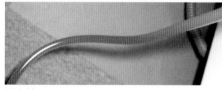

淡血性

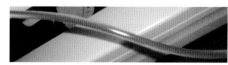

漿液性

5章

消化器看護に必要なポイントはこれだけ！

子宮は女性にしかないため、ダグラス窩は女性にしかありませんが、
男性の場合は同様の位置に相当する膀胱と直腸の間のことを、便宜上ダグラス窩とよぶこともあります。

79

ドレーンの固定

- ドレーンが事故抜去しないように、挿入部近くの皮膚とドレーンを縫合糸で固定します。
- 閉鎖式ドレーン　P.78　の場合は、体動時に引っ張られないようなゆとりのある長さを保ち、剥がれにくいテープで確実に固定します。挿入部の縫合糸やテープの固定状態を日々観察します。
- 開放式ドレーン　P.78　の場合は、腹腔内への迷入を予防するために安全ピンなどを通します。

P.78

▼ 閉鎖式ドレーンの固定

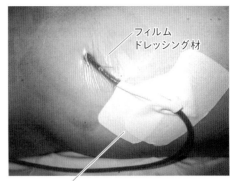

フィルムドレッシング材

剥がれにくいテープで確実に固定する。

ドレーンによる痛みへの対応

- ドレーンによる痛みの原因は、挿入部の皮膚の痛み、ドレーンが臓器を刺激する痛み、感染による痛みなどが考えられます。とくに径が太く材質が硬いドレーンでは、痛みが強い傾向にあります。
- ドレーンによる痛みも手術部位の痛みと同じく、鎮痛薬などを投与して**十分な鎮痛処置を行う**必要があります。

逆行性感染の予防

- 逆行性感染とはドレーンを**長期的に留置**した結果、**ドレーンから細菌などが入ることで感染**し、膿性排液を認めるものをいい、縫合不全や遺残膿瘍ではないものをいいます。
- 逆行性感染を起こす要因としては、開放式ドレーンの使用[1]、ドレーンの長期留置[1]、不適切な管理方法などが挙げられます。このなかで看護師が行うべきことは**ドレーンの適切な管理**です。
- 閉鎖式ドレーンであれば、排液バッグは挿入部よりつねに低い位置とし、排液バッグが床に直接接触しないようにします。閉鎖式能動的ドレーンの場合は、排液バッグを挿入部より低い位置にする必要はありませんが、排液バッグが排液で満たされているとそれ以上は吸引できないため、排液が多い場合はこまめに捨てる必要があります。
- **ドレーン挿入部は滅菌されたフィルムドレッシング材で被覆する**ことで、細菌の浸入を防ぎ、ガーゼ交換にかかる労力やコストを抑えることができ有用です。ドレーン挿入部の消毒については現在では不要との意見が一般的で、ドレーン挿入部の汚染があった場合は生理食塩水などで洗浄します。

ドレーンの抜去

- ドレーン抜去のタイミングに関して、明確な基準はありません。

①予防的ドレーン

- 術後出血や縫合不全の早期発見が目的なので、それらの心配が少なくなった時点で抜去するのが適当でしょう。予防的ドレーンの場合は、長期に留置すると、逆行性感染などの合併症を起こすリスクが高くなるので、必要がなければ早期に抜去することが原則です。

②治療的ドレーン

- 治療目的によって異なります。たとえば縫合不全や膿瘍であれば、全身状態の改善、膿瘍腔の縮小、排液が膿性ではなくなり排液量が 20mL/ 日以下となれば抜去します。

エビデンスに基づいた周術期管理プログラムであるERAS（enchaned recovery after surgery：術後回復強化プログラム）が日本でも浸透していますが、ERASでも"ドレーンをルーチンに使用しない"ことを推奨しています[2]。

3 | 手術創の管理

手術創の管理とは

- 消化器外科の手術は体の表面の皮膚を切って、体内（おもに腹腔内）にアプローチします。その際、目に見える皮膚の表面だけではなく、その下の筋膜も縫合しています。皮膚表面と筋膜の縫合を含めて手術創といいます。

消化器外科手術とSSI

- 消化器外科手術は消化管という汚い場所を手術することが多く、創部の細菌汚染は避けられません。消化管を切除する食道や胃、大腸などの手術では創部の感染（SSI：surgical site infection；手術部位感染）が多くなります。

- 食道や胃などの上部消化管よりも、大腸などの下部消化管のほうが消化管内の細菌数が多いので、創部が汚染されるリスクが高くなり、SSIが多くなります。

- 手術創には**一次閉鎖創、二次閉鎖創、遷延一次閉鎖創**があります。

▼ 手術創の模式図

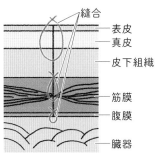

縫合
表皮
真皮
皮下組織
筋膜
腹膜
臓器

▼ 一次閉鎖創の観察ポイント

☐ 術直後は出血の有無を観察する

☐ 滲出液が多ければ、適宜、フィルム材を交換する

☐ 滲出液を吸収するドレッシング材への変更を検討する

☐ 術後2日目以降はSSIが起こる可能性があるため、感染徴候（創部の発赤、腫脹、熱感、疼痛、排膿など）にとくに注意して観察する

正常な創の治療

一次閉鎖創

- 一期的に閉鎖しそのまま治癒する正常な手術創のことです。

- ガーゼよりもフィルム材で密閉することで適切な湿潤環境（しつじゅんかんきょう）をつくることができ、創傷治癒が進むと考えられており、観察のしやすさからもフィルム材がもっとも適しています。

- 一次閉鎖創はおおよそ48時間で上皮化が完了するといわれています。CDCガイドライン[1]でも48時間以降は何も貼る必要はないとされています。

▼ 感染した創部の様子

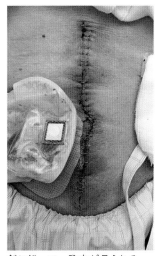

創に沿って、発赤が見られる。

感染した創の治療

二次閉鎖創

- 感染が起こったときに創部を開放後、創傷治癒過程を経て自然に閉鎖に至る創のことです。

- 創感染が疑われる場合は、皮膚表面の縫合糸やステープルを抜去し、創部を開放します。

- 感染創の治療で重要なことは、**①ドレナージ、②洗浄、③異物の除去**です。

①ドレナージ

- もっとも重要なのがドレナージで、創部を開放し、たまった膿を体外に排出します。
- しっかりとドレナージするために皮膚の縫合糸はできるだけ除去し、大きく開放します。小さく開放してペンローズドレーンなどを留置して深部の膿をドレナージする場合もあります。

②洗浄

- 創部の細菌数を減らすために、創内を微温湯（びおんとう）で洗浄します。
- 傷を治す細胞を活性化するためには、冷たい水よりも体温程度の微温湯がよいとされています。また大量の水で洗浄するのがよいため、ボトルで生理食塩水をかけるよりも、大量に使いやすい水道水のほうがよいでしょう。

③異物の除去

- 創部が感染するとピンク色の肉芽に白い壊死組織が付着します。異物である壊死組織は感染の温床となるため、できるだけ除去（デブリードマン）する必要があります。
- また筋膜の縫合糸も異物であり感染の温床となる可能性があるため、除去することが望ましいですが、筋膜の縫合糸を取り除くと腹腔内と交通する可能性があります。そのため筋膜の縫合糸は時期をみて慎重に除去します。

④創傷被覆材や軟膏で湿潤環境

- 壊死組織がなくなり創部全体がピンク色の肉芽になり、膿が出なくなれば、創部の治癒はもう一息です。この時点で創傷被覆材や軟膏などで湿潤環境にすると、肉芽が増殖し、創部が収縮、最終的に上皮化します。

遷延一次閉鎖創

- 感染が起こり創部を開放し、感染が落ち着いた後に、再度、縫合閉鎖をする創のことです。
- 大きな創部の場合は、壊死組織がなく肉芽全体がピンク色になり、膿が出なくなった時点で、再度縫合します。

▼ **創部の感染徴候**

● 感染した創を大きく開放したところ

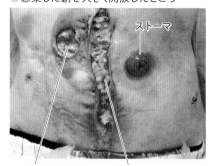

ストーマ
ストーマ閉鎖創　　壊死組織

▼ **ペンローズドレーンによるドレナージをしているところ**

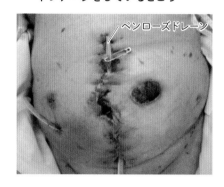

ペンローズドレーン

生理食塩水でなくてよいの？

すでに感染を起こしている創には、洗浄液の清潔さよりも、異物を洗い流すために大量であることが優先されます。大量に使いやすい水道水を微温湯に設定して使用します。

以前は、手術創を毎日の回診でイソジン消毒して、滅菌ガーゼを当てる管理方法が定番でしたが、消毒することで細菌だけでなく傷を治す細胞まで殺してしまうため、逆に有害であることがわかってきました。

輸液管理とは

- 輸液とは、水・電解質・栄養などを経静脈的に投与する方法です。
- 末梢静脈カテーテル（PVC：peripheral venous catheter）から投与する場合と、中心静脈カテーテル（CVC：central venous catheter）から投与する場合があり、ここでは末梢静脈カテーテルからの輸液管理について解説します。

末梢静脈カテーテルの留置

- 一般的に 20〜24G の静脈留置針を使用します。手術前や輸血時には 20G など太めの留置針を使用し、それ以外は 22〜24G の留置針を使用します。
- 手術前や輸血時などでなければ、**静脈炎予防のためできるだけ細い留置針を使用することがガイドラインでも推奨**[1] されています。

輸液中の観察

- 輸液中は、滴下数、輸液の残量、末梢静脈カテーテル挿入部に発赤、腫脹、痛みなどの炎症所見がないかなどを観察します。
- 末梢静脈カテーテル挿入部を観察する理由は、点滴漏れや静脈炎が起こっていないかを判断するためです。そのような症状があれば必ず入れ替えを行います。

抗菌薬投与時など三方活栓の消毒

- 閉鎖式の三方活栓を使用する場合であっても、側管から抗菌薬などほかの輸液を接続する際には消毒が必要です。
- 三方活栓の消毒は拭くだけではダメで、力を入れて擦る必要があります[2]。

▼ 当院の輸液ライン

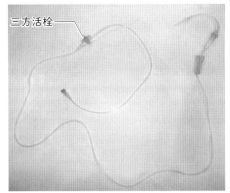

三方活栓

当院では輸液セットに三方活栓が 1 個ついた延長チューブを接続しています。

手術前や輸血時に太い針を使用するのはなぜ？

手術時の使用は急速輸液がしやすいためで、輸血時の使用は細い針で急速に輸血すると溶血してしまうためです。

▼ PVC 挿入部の発赤、腫脹

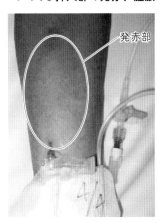

発赤部

末梢静脈路の確保（ルートキープ）の際に、私がもっとも重視しているのは血管の弾力です。
見えている血管でも弾力がない血管に入れるのはむずかしいです。

ヘパリンロック、生食ロック

▪ 抗菌薬だけ1日2〜3回点滴する場合などは、毎回針を刺すことは患者さんに痛みを伴うため、留置針をロックすることがあります。

▪ ロックにはヘパリンロックあるいは生食ロックを用います。生食ロックの場合は陽圧ロック（注入しながら三方活栓を閉じる方法）が必須です。

ヘパリンロックと生食ロック

　1996年のCDCガイドラインで「生食ロックは末梢静脈カテーテルの開存と静脈炎予防にヘパリンロックと同等の効果がある」[3]と記載されてから、日本でも生食ロックを使用することが多くなりました。しかし実は2002年以降のCDCガイドラインではその記載はなくなっています。1998年に「10単位/mLのヘパリンロックでは生食ロックと差はないが、100単位/mLのヘパリンロックでは生食ロックよりも有意に開存率が高い」[4]という論文が発表されたためではないかと考えられています。

　ヘパリンロックのいちばんの問題は、まれではありますが、HIT（ヘパリン起因性血小板減少症）という、死亡率が高い重篤な副作用を起こす可能性があることです。

留置針の入れ替え

▪ 末梢静脈カテーテル挿入部に発赤、腫脹、疼痛などの点滴漏れや静脈炎の症状があれば、留置針の入れ替えが必要です。

▪ 以前は静脈炎や血流感染が起こる前に定期的に入れ替えることが推奨されていましたが、現在は定期的な入れ替えが必要かどうかは賛否両論があります。

留置針を定期的に交換した群と臨床的に必要があった場合（点滴漏れや静脈炎などの症状があった場合）に交換した群を比較した研究において、静脈炎や血流感染の頻度が変わらなかった[5]という報告があります。

▪ CDCガイドラインでは「3〜4日より頻繁に交換する必要がない」[6]と記載されており、定期的な交換が必要かどうかは「未解決の問題」、つまりわからないとしています。

輸液製剤について

▪ 消化器病棟では、術後や消化器疾患などで絶食を強いられることも多く、輸液の知識は必要不可欠です。ただし水・電解質輸液と栄養輸液は分けて考えます。

水・電解質輸液

▪ 水・電解質輸液とは、その名のとおり「水と電解質の補給」を目的として行われます。ここでは、消化器病棟でよく使用する**開始液**、**維持液**、**細胞外液補充液**について紹介します。

①開始液

▪ 1号液ともいわれ、「○○1号」（ソルデム®1号など）という名前がつけられています。

▪ **最大の特徴はカリウムが含まれていないこと**で、患者さんの電解質異常などがわからなくても安全に使用できます。救急外来で最初に使用されることが多く、そのため「開始液」とよばれます。消化器病棟では**カリウムを投与したくない透析患者に使用することが多い**です。

留置針について、日本静脈経腸栄養学会のガイドラインでは「96時間以上留置しない」[1]、日本集中治療医学会のガイドラインでは「72〜96時間の定期的な交換はしない」[7]となっています。

▼ 水分分布と輸液がどこにいくかのイメージ

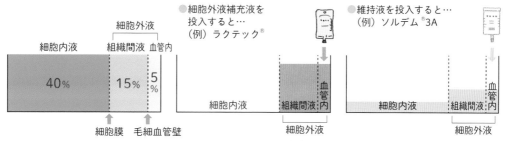

※開始液は細胞外液補充液と維持液の中間くらいです。

②維持液

- **もっともよく使用する輸液**で3号液ともいわれ、「○○3号」（ソルデム®3Aなど）という名前がつけられています。
- 3号液を2,000mL投与すると、**汗や尿などで、毎日生理的に失われる電解質（ナトリウム、クロール、カリウム）の1日量を補給**することができます。

③細胞外液補充液

- **細胞外液を補充する輸液**で生理食塩液とリンゲル液（ラクテック®など）があります。
- 出血、経鼻胃管やイレウス管などからの排液で血管内脱水を生じた場合、血管内の水分を補充する目的で用います。手術や内視鏡治療などの前は、細胞外液補充液でルートキープしておきます。患者さんが急変した場合も、細胞外液補充液でルートキープして急速輸液することが多いです。

> 手術中や治療中に出血や血圧低下などのトラブルがあった場合に、急速投与して血管内の水分（循環血液量）を補充して血圧を保ちます。

栄養輸液

- 水・電解質輸液には、栄養面からは**糖質しか含まれていません**。また、**2,000mL投与しても3号液は350kcal、1号液は200kcalしかありません。**
- 人間が必要なカロリーはおおよそ**体重（kg）×30kcal**（50kgの人で1,500kcal）で、栄養素も5大栄養素である**糖質、タンパク質、脂質、ビタミン、微量元素**が必要です。そのため**数日間絶食を強いられる患者さんには、水・電解質輸液ではなく、栄養輸液が必要**です。
- 栄養輸液には、**末梢から投与する末梢静脈栄養（PPN）**と、**中心静脈カテーテルが必要な中心静脈栄養（TPN）**があります。
- 末梢から投与できるカロリーは最大1,000kcal程度です。そのため、それ以上のカロリーが必要な場合（長期間の絶食など）は中心静脈栄養が必要になります。

なぜ中心静脈なの?

末梢静脈栄養は投与カロリーを高くすると糖濃度（=浸透圧）が高くなり、水・電解質輸液に比べると浸透圧が高くなります。そのため末梢静脈では静脈炎が必発で血管が耐えられません。しかし中心静脈とよばれる上大静脈や下大静脈は、血管が太く血流が豊富なため、浸透圧が高い輸液でもすぐに薄まり静脈炎を起こさずに投与できます。

1日必要エネルギー量の計算の「体重kg×30kcal」は必ず覚えておきましょう。
入院中の患者さんは意外に必要エネルギー量が摂取できていない人が多いです。

- 栄養輸液として、最近は、アミノ酸（タンパク質）や糖質、ビタミンが配合されたものがよく使用されています（ビーフリード®やパレプラス®など）。どちらも500mLで210kcalで、2,000mL投与して840kcalです。

- パレプラス®、ビーフリード®だけでは脂質と微量元素が不足します。そのため脂質を補給する目的でイントラリポス®が用いられます。イントラリポス®は20%100mLのものがよく使用され、1本200kcalです。

- イントラリポス®は、投与速度が速いと代謝できずに高脂血症となるだけで、エネルギーとして利用されづらいため、**ゆっくりと投与する**必要があります。適正速度は0.1g/kg/時で、**20%製剤で投与する場合は（体重÷2mL）/時**となります（たとえば体重50kgの患者さんの場合は50÷2は25mL/時で100mLで4時間で投与）。

- パレプラス®やビーフリード®と、イントラリポス®を投与することで、5大栄養素のうち糖質、タンパク質、脂質、ビタミンを投与していることになりますが、微量元素は入っていません。

- **微量元素**とは、具体的には鉄、亜鉛、銅、セレン、クロム、コバルト、ヨウ素、マンガン、モリブデンなどのことです。多くの生理作用に関与しているといわれています。「微量」とはいえ、長期間の絶食や薬剤として投与されないと欠乏症をきたします。注射用製剤としてエレメンミック®、ボルビックス®（鉄、マンガン、亜鉛、ヨウ素、銅を配合）などがありますが、中心静脈栄養用の製品で末梢静脈栄養では保険適用になりません。

▼ 人間が必要な栄養

1日に必要なエネルギー量

体重（kg）× 30kcal

例 体重50kgの人の場合
50kg × 30kcal = 1,500kcal

栄養素
糖質、タンパク質、脂質、ビタミン、微量元素

▼ イントラリポス®

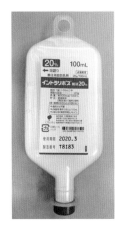

微量元素とは、生体内含有量が鉄よりも少ない金属とされています。

▼ 微量元素欠乏症

微量元素	発現までの期間	欠乏症状
鉄	2〜3年	貧血
亜鉛	14〜104日	味覚異常
銅	半年	白血球減少
セレン	1か月	心筋症
クロム	3年	意識障害
マンガン	2年	血液凝固能低下
モリブデン	1年	頻脈、多呼吸

ビーフリード®とパレプラス®は入っているビタミンが違います。ビーフリード®はビタミンB₁のみ、パレプラス®はビタミンB₁を含む9種類のビタミンが入っています。

5 | 中心静脈栄養（TPN）管理

中心静脈栄養とは

- TPN（total parenteral nutrition）とは中心静脈栄養のことです。心臓に近い太い血管である中心静脈（上大静脈、下大静脈）から高濃度の栄養輸液（高カロリー輸液）を投与する方法です。
- 長期間の絶食（一般的に2週間以上）が必要な患者さんに行うことが多いです。
- 中心静脈栄養を行うには中心静脈カテーテル（CVC：central venous catheter）が必要です。中心静脈カテーテルは鎖骨下静脈、内頸静脈、大腿静脈などから挿入します。最近は肘や上腕から挿入して上大静脈内に留置する末梢挿入式中心静脈カテーテル（PICC：peripheral venous central catheter）を行う施設も増えてきています。

▼ 挿入部と留置部

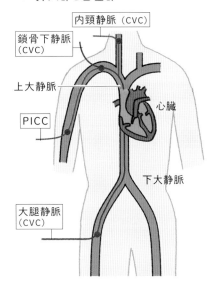

内頸静脈（CVC）
鎖骨下静脈（CVC）
上大静脈
PICC
心臓
下大静脈
大腿静脈（CVC）

高カロリー輸液

高カロリー輸液について

- 高カロリー輸液には、キット製剤（いくつかの栄養素が1つのバッグに入っている）と基本液、アミノ酸輸液などを組み合わせてイチからつくる場合がありますが、最近はキット製剤を使用することがほとんどだと思います。腎不全などの場合は基本液やアミノ酸輸液などを組み合わせて高カロリー輸液を作成することがあります。
- 臨床で使われることが多いエルネオパ®には糖質、アミノ酸、ビタミン、微量元素が、フルカリック®には糖質、アミノ酸、ビタミンが配合されています。それぞれ含まれていない5大栄養素があるため（エルネオパには脂肪、フルカリックには脂肪と微量元素が含まれていない）、使用時には別の製品で補います。
- 中心静脈栄養は長期間の絶食のときに行われることが多いため、**5大栄養素を欠かさず入れることで各栄養素の欠乏症を予防**する必要があります。

5 章 消化器看護に必要なポイントはこれだけ！

▼ **エルネオパ®とフルカリック®の特徴と特徴**

製品と含まれる栄養素	使用時の組み合わせ
エルネオパ® ■ 糖 ■ アミノ酸 ■ ビタミン ■ 微量元素	■ 脂肪が含まれていないため、イントラリポス®の投与が必要 ●脂肪乳剤 イントラリポス®
フルカリック® ■ 糖 ■ アミノ酸 ■ ビタミン	■ 脂肪が含まれていないため、イントラリポス®の投与が必要 ■ 微量元素も含まれていないため、エレメンミック®も投与する ●微量元素製剤 エレメンミック®

高カロリー輸液の投与方法

①最初はゆっくりと

- TPN 静脈栄養製剤には 1 号、2 号などがあります。「1 号→2 号」など、数字が大きくなるにつれて、糖濃度やアミノ酸の量などが増えていきます。
- 中心静脈栄養を始める際は、最初から目標量は入れずに、血糖値などをみながら 2～3 日かけて徐々に投与量を増やし目標量までもっていきます。中心静脈栄養を終了するときも同様で、急にやめると低血糖を起こす可能性があるため、2 号→1 号といったように徐々に量を減らしていきます。

なぜ最初から目標量を投与しないの？

中心静脈栄養は糖濃度が高く、最初から目標量を入れると異常な高血糖を起こす可能性があるためです。そのため最初は糖濃度が低い 1 号を用いて、2～3 日して血糖値に問題がないことを確認してから 2 号に上げるなどします。

▼ **中心静脈栄養の管理例**

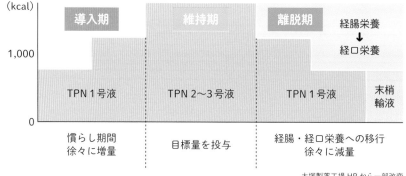

大塚製薬工場 HP から一部改変

② 24 時間持続投与が基本

- TPN 製剤は糖濃度が高く、急速に投与すると異常な高血糖を起こす可能性があるため、24 時間の持続投与が基本です。一定の速度を保つために輸液ポンプの使用が望ましいです。

TPN製剤をオレンジ色の袋で包みますが、これは光を遮る「遮光カバー」です。というのもTPN製剤にはビタミンが含まれることが多いですが、ビタミンは光が当たると分解してしまうためです。

中心静脈カテーテル（CVC）の管理

感染予防が大事

①カテーテル感染症は危険

- 中心静脈栄養施行中にもっとも気をつけなくてはいけないのが、カテーテル関連血流感染症（CRBSI：catheter related blood stream infection）です。カテーテル関連血流感染症は敗血症となって重症化することもあります。

- またカテーテル関連血流感染症の原因菌としてカンジダ（真菌）が多いのですが、カンジダによる菌血症を起こすとカンジダ性の眼病変を起こす可能性があります。網膜にまで炎症が及ぶと網膜剥離を生じ、重度の視力低下や失明をきたす危険性があります。そのため血液培養でカンジダが検出された場合は必ず眼科医による眼底検査を行う必要があります。

- カテーテル関連血流感染症ではスパイク熱（高熱と解熱を繰り返す）が特徴的です。中心静脈栄養施行中の患者さんが発熱した場合、つねにカテーテル関連血流感染症を疑う必要があります。そしてすぐに医師に報告します。

②感染予防対策 [1]

- CVC挿入部の発赤、圧痛、汚染、ドレッシングの剥がれがないかなどを、毎日観察します。
- ドレッシング材や輸液ラインの交換は週1～2回、曜日を決めるなどして定期的に行います。
- インラインフィルターの組み込まれた一体型輸液ラインを用います。
- 三方活栓から薬剤などを側注する場合は、消毒用エタノールで表面を厳重に消毒します。
- 輸液バッグに輸液ラインを接続する場合は、輸液バッグのゴム栓を消毒用エタノールで消毒します。

▼ **インラインフィルターの組み込まれた一体型輸液ライン**

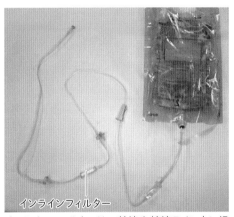

インラインフィルター

インラインフィルターは、輸液や輸液ライン中に混入した細菌などをつかまえ、血管内への侵入を予防する役割があります。

血糖値にも注意が必要

- 中心静脈栄養は糖濃度が高いため高血糖や低血糖をきたしやすく、TPN施行中、とくに開始してから数日間は定期的な血糖測定を行います。

- 必要に応じて、TPN製剤内にインスリンを入れたり、血糖値に合わせてインスリン注射をして、100～200mg/dLの範囲でコントロールします。

- 看護師がとくに注意しなければいけないのは、突然中止することよる低血糖です。外出や入浴時などは中心静脈栄養を中断してロックしますが、中心静脈栄養施行中はインスリンが過剰分泌している状態なので、急にグルコース投与が止まると相対的な高インスリン血症となり、低血糖をきたす危険性があります。

- 中止の30分～1時間前から滴下速度を半分程度に（80mL/時であれば40mL/時）に緩めることで、予防できるという意見もあります。

6 | 経腸栄養の管理

経腸栄養とは

▪ 経口摂取のみでは必要な栄養量が摂取できない場合は、なんらかの栄養療法が必要になります。各種の栄養療法がありますが、米国静脈経腸栄養学会（ASPEN）ガイドラインによる「栄養療法のアルゴリズム」を用いて選択します。

▪ このアルゴリズムのもっとも重要なところは、**消化管が使える状態であれば消化管を使う栄養療法で、つまり経腸栄養を施行すべきである**ということです。

▼ ASPEN の栄養療法アルゴリズム [1]

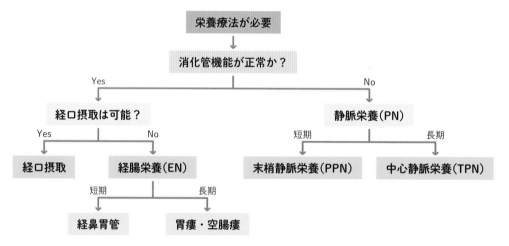

経管栄養法

▪ 経腸栄養には経口投与と経管投与があります。経腸栄養剤を口から飲めるのであれば、まずはもっとも生理的な経口投与を優先します。それがむずかしい場合には経管栄養法を選択します。

▪ 経管栄養法には経鼻胃管、胃瘻（PEG）、空腸瘻、経胃瘻的空腸瘻（PEG-J）、経皮経食道胃管挿入術（PTEG）などの方法があります。

▼ 経管栄養法

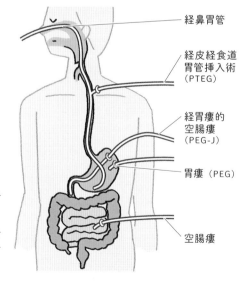

PEG-J 経胃瘻的空腸瘻：胃瘻を通してカテーテル先端を空腸に留置する

PTEG 経皮経食道胃管挿入術：首に穴を開けて食道を通してカテーテル先端を胃内に留置する

消化管が使えない状態とは、汎発性腹膜炎、腸閉塞、難治性の下痢・嘔吐、腸管虚血、消化管出血などです。

なぜ静脈栄養よりも経腸栄養が優先されるの？

腸管を使わないと腸粘膜が萎縮し、腸内細菌が腸管外の臓器や血中に移行するバクテリアルトランスロケーションをひき起こす可能性があると考えられています。これは敗血症となり重篤化することがあります。また腸管は人体最大の免疫臓器でもあり、腸管が弱ることで全身の免疫能が低下し、肺炎や尿路感染などの腸管以外での感染症が増えることもわかっています。腸管を弱らせないために腸管を使用する栄養療法である経腸栄養が優先されます。

経腸栄養の投与法

栄養剤の適切な滴下速度

- 栄養剤の滴下速度は、経腸栄養カテーテルの先端が「胃の中」か「胃を越えるか」で分けられます。一般的にカテーテルの先端は**胃瘻、経鼻胃管、PTEGは胃の中、空腸瘻、PEG-Jは胃を越えて**留置されます。ただし経鼻胃管やPTEGは胃を越えて留置する場合もあります。

①胃内投与（胃瘻、経鼻胃管、PTEG）

- 1日3〜4回に分けて間欠投与します。
- 基本は100〜200mL/時の速度で、最速で400mL/時です。

②幽門後投与（空腸瘻、PEG-J）

- **経腸栄養ポンプを使用してゆっくりと持続投与**が原則です。胃を通過せず貯留能がないため、投与速度が速いと下痢やダンピング症状 P.49 を起こす可能性が高いです。
- 20mL/時から開始し、1〜2日ごとに20mL/時増量します。
- 最速で100mL/時で、腸が慣れてくれば間欠投与（胃内投与のように1日数回に分けて投与する方法）や、200mL/時程度の速度が可能になることもあります。

▼ 経腸栄養の速度 [2）より一部改変]

ステップ1から開始し、各ステップ1〜3日施行します。

● 胃内投与の場合

ステップ	経腸 栄養剤 (mL)	白湯 (mL)	投与速度 (mL/時)	投与回数 (回/日)	エネル ギー量 (kcal)
0	300	100	50	1	300
1	300	100	100	2	600
2	300	100	100	3	900
3	400	100	200	3	1,200
4	500	100	200	3	1,500
5	600	100	300	3	1,800
6	500	100	300	4	2,000
7	600	100	400	4	2,400

● 幽門後投与の場合

ステップ	経腸 栄養剤 (mL)	白湯 (mL)	投与速度 (mL/時)	エネル ギー量 (kcal)
0	300	0	25	300
1	300	0	50	300
2	600	100	50	600
3	900	200	75	900
4	1,200	250	100	1,200
5	1,500	300	100	1,500
6	1,800	300	100	1,800
7	2,100	400	125	2,100
8	2,400	500	125	2,400

追加水

- 経腸栄養剤 1mL に含まれる水分は 1mL ではありません。製品にもよりますが全体総量の 85％程度が水分量になります。

  例 ラコール®200mL に含まれている水分量は 170mL になる。

- 1日に必要な栄養量はおおよそ体重（kg）× 30kcal ですが、**必要水分量も体重（kg）× 30mL** で計算します。

  例 50kg の人の場合、必要栄養量 1,500kcal、必要水分量 1,500mL になる。

- 経腸栄養剤は 1mL=1kcal のものが多く、必要栄養量に合わせた場合、水分量はその 85％しか投与されないことになり不足してしまいます

  例 経腸栄養剤 1,500mL（＝ 1,500kcal）投与した場合、水分は 1,275mL しか投与されない。

- そこで経腸栄養剤とは別に追加水を投与することが多いです。追加水の投与速度に関しては明確なエビデンスや推奨はありません。300〜400mL を 30 分〜1 時間かける施設や、200〜300mL を 15〜20 分で滴下している施設、100mL 程度をカテーテルチップシリンジでフラッシュしている施設など、さまざまです。

- 追加水を投与するタイミングが経腸栄養剤の投与の前か後かという議論もあります。最近は経腸栄養剤投与の前のほうが、胃食道逆流を予防できるといわれています。

経腸栄養剤

- 経腸栄養剤の分類には、医薬品と食品による分類や、成分や組成による分類などがあります。

医薬品と食品による分類

- 医薬品と食品で成分や組成が変わるわけではありません。医薬品は医師による処方が必要で保険適用になります。食品の場合、入院中は食事として提供され、外来では医師の処方は必要ありませんが、費用は自己負担になります。

- そのため外来時には医薬品として処方するほうが患者さんの経済的負担は少なくなることが多いです。

成分や組成による分類

- タンパク質の形によって、成分栄養剤、消化態栄養剤、半消化態栄養剤に分類されます。

- タンパク質が細かく分解されているほうが消化の必要がないため、消化管を安静にしたい場合（急性膵炎など）や消化吸収能が低下している場合（長期の絶食後など）は成分栄養剤や消化態栄養剤を選択します。

- 消化管を安静にする必要がない場合や消化吸収能は問題ない場合は、半消化態栄養剤を選択します。

- タンパク質の形の分類ではありませんが、病態別の経腸栄養剤もあります。病態別のものは、ほとんどが食品の半消化態栄養剤です。

▼ 成分や組成による分類

> **成分栄養剤**
> タンパク質をもっとも細かく分解したアミノ酸の形
>
> **消化態栄養剤**
> アミノ酸やジペプチド（アミノ酸が2個くっついた形）、トリペプチド（アミノ酸が3個くっついた形）の形
>
> **半消化態栄養剤**
> タンパク質のままの形

水よりも経腸栄養剤のほうが胃で留まる時間が長いため、水を後から投与すると胃に留まる液体の量が増え、逆流の可能性が高まります。水を先に入れると胃の蠕動運動をうながすことにもなります。

①成分栄養剤

- 成分栄養剤にはエレンタール®、エレンタール®P（乳幼児用）、ヘパンED®（肝不全用）の3つしかありません。この3つはすべて医薬品です。
- 成分栄養剤には脂質がほとんど含有されていないため、長期に使用する場合は脂肪乳剤（イントラリポス®）を経静脈的に併用する必要があります。
- クローン病　P.42　の治療としてエレンタール®を用いることが多いです。クローン病ではタンパク質と脂質が過剰な免疫反応をひき起こし炎症を惹起すると考えられており、成分栄養剤ではアミノ酸まで分解されていることと脂質をほとんど含まないことが、その理由です。

②消化態栄養剤

- 医薬品はツインライン®のみで、食品にはペプチーノ®、ペプタメン（AF、スタンダード）などがあります。
- 消化態栄養剤は脂質を十分量含みます。消化態栄養剤の適用も成分栄養剤とほとんど同じで、長期絶食後やクローン病、急性膵炎　P.36　などですが、どれも脂質の投与で病状が悪化する可能性があるため、まずは成分栄養剤で様子を見て、次のステップとして消化態栄養剤が使われることが多いです。

③半消化態栄養剤

- 成分栄養剤と消化態栄養剤以外のほとんどすべての栄養剤が半消化態栄養剤で、食品では約200種類もあります。一方、医薬品はラコール®、エンシュア®（リキッド®、H）、エネーボ®、イノラス®、アミノレバン®（肝不全用）の6製品しかありません。
- 消化吸収の機能に異常がなければ、半消化態栄養剤が第一選択になります。

④病態別の経腸栄養剤

- 経腸栄養剤にはタンパク質の形による分類以外に、病態別でも分類されます。病態に応じて、栄養素のバランスや量を通常の栄養剤とは変えています。
- たとえば腎不全用であればタンパク質や電解質の量を減らしたり（透析用と非透析用でも違う）、糖尿病用や呼吸不全用であれば糖質の量を減らしたり（糖質は代謝されると二酸化炭素が多く産生される）、肝不全用であれば肝性脳症になりづらいアミノ酸のバランスにしています。

▼ 病態別のおもな経腸栄養剤

病態	経腸栄養剤
標準	ラコール®、イノラス®、エンシュア®、エネーボ®、メイバランス、MA-8
消化吸収能低下	エレンタール®
肝不全	ヘパンED®、アミノレバンEN®
腎機能障害	レナジー
呼吸機能障害	プルモケア®
糖尿病	DIMS
免疫強化｜周術期	メイン
免疫調整｜重症	オキシーパ™
創傷治癒促進	アバンド™

7 | ストーマケア

術前オリエンテーション

- 術前オリエンテーションの目的は、術前にストーマに関する情報提供を行うことで患者さんや家族がストーマの必要性を納得し、ストーマになることで起こる排泄障害とその対処方法を正しく理解し、安心して手術に臨めるようにすることです。
- 単なる情報提供に終始するのではなく、**患者さんの不安や心理状態に配慮して行う必要があります。**とても不安が強い場合に、多すぎる情報を提供すると逆効果になることもあります。そういう場合には必要最低限の情報提供だけを行い、患者さんの話を聞いて不安を軽減することに努めることもあります。

▼ **術前オリエンテーションの内容の一例** [1] を参考に作成

- ・ストーマ造設の必要性　← 医師
- ・術式とストーマの種類　← 医師
- ・ストーマの特徴　← 医師
- ・排泄経路の変化　← 医師
- ・便の性状と排泄量　← 医師
- ・ストーマの管理方法　← 看護師
- ・術後の経過とケア計画　← 看護師
- ・ストーマ保有者の日常生活　← 看護師
- ・ストーマ装具費用　← 看護師
- ・活用できる社会保障制度　← 看護師 MSW
- ・退院後の支援体制　← 看護師 MSW

MSW…医療ソーシャルワーカー

ストーマサイトマーキング

- ストーマサイトマーキングとは、ストーマを造る予定の位置に印をつけることです。
- ストーマの位置は、「患者さんが自分で管理しやすい場所であること」「ストーマ合併症を起こしにくい場所であること」が重要です。
- ストーマが患者さんから見づらい位置にあるとセルフケアがしづらいですし、深いしわの中にあると、しわを伝って排泄物が漏れやすくなり、いずれにしても管理が困難です。
- ストーマ合併症予防というのは、おもに**傍ストーマヘルニア**の予防になります。腹直筋をしっかりと通さないと傍ストーマヘルニアが増えるといわれています。
- ストーマサイトマーキングは、クリーブランドクリニックの原則 [2] や大村のストーマサイトマーキング [3] の原則に基づいて行います。

▼ **ストーマサイトマーキングの流れ**

1. 患者さんの同意の有無や術式の確認
2. 必要物品の準備
3. 基本ラインのマーキング
4. 安定する位置の確認、位置の決定
5. 測定、記録

● **傍ストーマヘルニア**
ストーマ孔から小腸や大網が脱出してストーマ周囲皮膚が膨隆した状態のこと。造設法以外にも、加齢や体重増加、腹圧上昇などの患者要因が原因となることがあります。

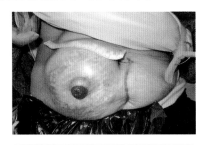

ストーマケアは看護師が装具を選択したり、ケアを考えたりと、看護師が主役の分野です。その分、勉強して少しずつわかってくると楽しいですよ。

▼ **クリーブランドクリニックの原則** [2]

❶臍より低い位置
❷腹部脂肪層の頂点
❸腹直筋を貫く位置
❹皮膚のくぼみ、しわ、瘢痕、上前腸骨棘（じょうぜんちょうこつきょく）の近くを
　避けた位置
❺本人が見ることができ、セルフケアしやすい位置

▼ **大村のストーマサイトマーキングの原則** [3]

❶腹直筋を貫通させる
❷あらゆる体位（仰臥位、座位、立位、前屈位）をと
　って、しわ、瘢痕、骨突起、臍を避ける
❸座位で患者自身が見ることができる位置
❹ストーマ周囲平面の確保ができる位置

ストーマ装具交換

面板除去

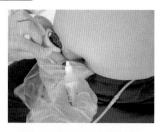

・粘着剥離剤を使用し、ゆっく
　りと優しく剥がしていきます。

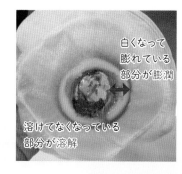

白くなって
膨れている
部分が膨潤

溶けてなくなっている
部分が溶解

・剥がした面板裏側
　の皮膚保護剤の
　溶解・膨潤の状態
　を観察します。

ストーマ周囲皮膚の洗浄

・泡立てた石鹸や洗浄剤などでストーマ周囲皮
　膚を丁寧に洗います。その後、濡らした不織
　布などで泡や洗浄剤をしっかりと拭き取ります。

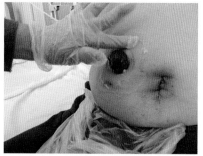

皮膚の洗浄をしているところ

ストーマと周囲皮膚の観察

・術直後にはストーマ壊死やストーマ粘膜皮膚
　離開、ストーマ周囲膿瘍などの合併症が起こ
　りやすいため、粘膜の色や粘膜皮膚接合部、
　周囲皮膚を観察します。

・また術直後のストーマは浮腫のために毎回大きさが変化するため、ノギスでストーマサイズを
　測定します。

・ストーマ周囲皮膚は排泄物の付着や密閉環境であることなどから皮膚障害を起こしやすく、毎
　回皮膚の状態を観察します。

▼ **ストーマ周囲皮膚の合併症**

●ストーマ壊死

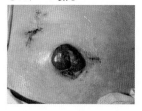

●部分壊死

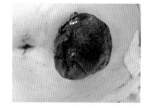

●ストーマ粘膜皮膚離開

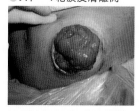

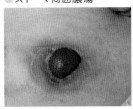
●ストーマ周囲膿瘍

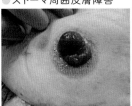
●ストーマ周囲皮膚障害

面板の貼付の仕方

・離床が進んでおらず臥床していることが多ければ、臥床時もストーマ袋に便が落ちやすく看護師が便破棄しやすいように横向きや斜め向きにし、離床が進み患者さん自身で便破棄するようになれば下向きに貼付します。

・軽くしわを伸ばしながら、近接部をしっかりと押さえて密着させることが貼付時のポイントです。

ストーマ装具の選択

①術直後はどの装具を選ぶか

▪ 術直後はオープンエンドタイプ（ストーマ粘膜の観察がしやすいように排出口（はいしゅつこう）が大きく開いている）を使用し、術後 1〜4 日目に社会復帰用装具に変更します。

▼ オープンエンドタイプ

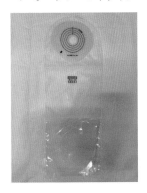

▼ 巻き上げ式

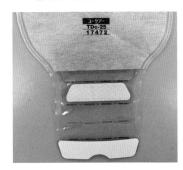

▼ キャップ式

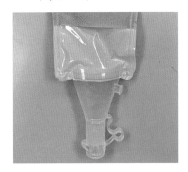

②巻き上げ式かキャップ式か

▪ 便排出口の形状によって、マジックテープのような形状の巻き上げ式と、太い筒状で先端にキャップがついているキャップ式の装具があります。

▪ 比較的便が固形状になりやすい大腸ストーマでは巻き上げ式、便が水様の回腸ストーマではキャップ式を使用します。

▼ 凸面装具

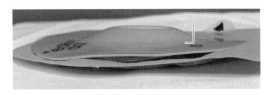

③凸面（とつめん）か平面か

▪ ストーマの高さが低い場合（結腸 1cm 以下、回腸 2cm 以下）、周囲皮膚にしわやくぼみがある場合などは、便が潜り込みやすいので密着性の高い凸面装具を選択します。

▪ 逆にストーマに高さがあり、周囲皮膚にしわやくぼみがなければ平面装具を選択します。

▼ 平面装具

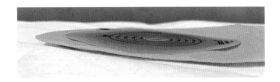

ストーマ装具の選択を苦手にしている看護師は多いと思いますが、まずは上で書いているような基本を押さえることが大事だと思います。そのうえでどの装具がどれに当てはまるのか、自分の施設にある装具を分類するとわかりやすいと思います。

- 術直後は粘膜と皮膚の接合部が治りきっていないため、圧迫を加える凸面装具は控えたほうがいいといわれています。

④単品系か二品系か

- 面板とストーマ袋が一体になっている単品系（ワンピース型）と、別々になっている二品系（ツーピース型）があります。
- ストーマ袋越しには貼りづらいという人や、毎日きれいなストーマ袋を使いたい場合は二品系を選択します。

⑤自由孔か既成孔か

- ストーマ径に合わせてハサミでカットする自由孔（フリーカット）と、あらかじめ正円の穴が開いている既成孔（プレカット）があります。

▼ 単品系

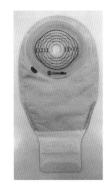

▼ 二品系

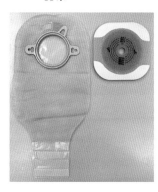

▼ 自由孔

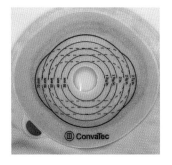

▼ 既成孔

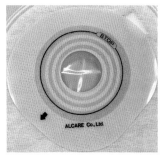

- 正円形のストーマは既成孔、楕円形のストーマは自由孔を選択します。
- ただし術直後はストーマ浮腫で大きさが変わりやすいので、浮腫が取れて大きさが安定するまでは自由孔を選択するのがよいでしょう。
- 面板ストーマ孔の大きさの目安は、術直後はストーマサイズより 5mm 程度大きく、浮腫が落ち着いたら 2mm 程度大きくあけます。

⑥交換間隔によってどの装具を選ぶか

- ストーマ装具には短期交換用（1〜3日）、中期交換用（3〜5日）、長期交換用（4〜7日）があり、皮膚保護剤の粘着力や耐水性が低いものが短期、高いものが長期になります。
- 入院中は装具交換の練習のため短期交換用を使用しますが、退院後は患者さんの希望やライフスタイルに合わせて選択するとよいでしょう。

⑦アクセサリー

- ストーマ装具以外のストーマ用品を総称してアクセサリーとよびます。使用する頻度が高いのは**粉状皮膚保護剤**と**用手成形皮膚保護剤**です。

●粉状皮膚保護剤
粘膜皮膚接合部の保護や周囲皮膚にびらんが生じた際に使用します。

●用手成形皮膚保護剤
深いしわや部分的なくぼみに使用します。

当病棟では術後の粘膜皮膚接合部の保護も兼ねて、ほぼ全例に近接部に用手成型皮膚保護剤を貼付しています。そうすると、面板ストーマ孔は少し大きめに開けることができるので、患者さんは面板を貼りやすくなります。

日常生活指導

▪ 退院前には装具交換だけではなく、日常生活の注意点も指導しておく必要があります。日常生活指導のおもな内容を表に示します。

▼ **おもな日常生活指導の内容** [2] より引用

食生活	▪ 特別な食事制限はありません
入浴	▪ 結腸ストーマは装具を外して入浴が可能です。 ▪ 回腸ストーマは装具を装着したままのほうが安心でしょう。 ▪ 銭湯や温泉では必ず装具を装着したまま入りましょう。
運動	▪ とくに制限はありませんが、腹圧をかけると傍ストーマヘルニア、ストーマ脱出になりやすいです。
外出	▪ 漏れたとき用のストーマ装具を持って出かけるようにしましょう。 ▪ オストメイト用トイレについても説明します。
睡眠	▪ 寝る前に排泄物を捨てておきましょう。 ▪ 回腸ストーマで排液が多い人の場合は寝るときだけバッグにつなげるのもいいでしょう。
衣服	▪ ストーマの真上を締め付けると排泄物が停滞するのでベルトや着物の帯に注意します。
ストーマ装具の購入方法	▪ ストーマ装具の購入先はストーマ装具販売業社、病院の売店など、施設によってさまざまです。退院後の購入方法についても確認、説明しておきます。
ストーマ装具の廃棄方法	▪ ストーマ袋内の排泄物は捨ててから廃棄します。新聞紙などで包んだ後にビニール袋などに入れて密閉し、地域のごみ分別に従って廃棄しましょう。

身体障害者手帳について

▪ 永久ストーマであれば身体障害者手帳の4級を取得することができます。
▪ 一時的ストーマでは基本的には身体障害者手帳は取得できません。しかし閉鎖できない可能性がある場合などは、将来再認定することを前提として認定されるケースもあります。
▪ 身体障害者手帳を取得するといろいろな割引やサービスが受けることができるのですが、ストーマ保有者にとっていちばん大きいのがストーマ装具を1割負担で購入できることです。
▪ 身体障害者手帳の申請と給付券でストーマ装具を購入する流れを示します。

▼ **身体障害者手帳の手続きの流れ** [2] より引用

❶ストーマ造設後すぐに市区町村の窓口で申請できます。
❷市区町村窓口で「身体障害者手帳交付申請書」と「診断書用紙」をもらいます。
❸指定医に診断書用紙を書いてもらいます。
❹市区町村窓口に身体障害者手帳交付申請書、診断書、顔写真、印鑑、マイナンバーなど必要なものを揃えて提出します。
❺交付までに1〜2か月かかります。

▼ **日常生活用具の給付の流れ** [2] より引用

❶ストーマ装具販売業者に見積書を作成してもらう。
❷市区町村窓口に「日常生活用具給付申請書」を記入して、見積書や必要書類などと一緒に提出する。
❸約1か月で「日常生活用具給付券」が届く
❹給付券を使ってストーマ装具販売業者から装具を購入する
❺ストーマ装具販売業者が給付券を市区町村に提出する

入浴の指導は必ずしましょう。
ストーマになったら入浴してはいけないと思い込んでいる患者さんは意外に多いです。

8 | 輸血

輸血とは

- 輸血には**赤血球製剤（RBC）**、**血小板製剤（PC）**、
  新鮮凍結血漿（FFP）があります。

輸血のことを勉強するときは、日本
赤十字のホームページ[1)]の「輸血
製剤」をみるとよいと思います。

赤血球製剤（RBC）

- 貧血の場合に赤血球輸血をします。
- **赤血球は全身に酸素を運搬する役割**があ
  ります。赤血球の大部分はヘモグロビン
  であり、血液中のヘモグロビン濃度が低
  下（成人男性 13g/dL、成人女性 12g/dL 以
  下）することを貧血と定義されています。
  手術や消化管出血などで大量に出血した
  り、化学療法の血液毒性で赤血球がつく
  られなくなったりすると貧血になりま
  す。
- 貧血が高度になると組織への酸素運搬が
  できなくなり、脳の酸素不足でめまいや
  頭痛、心筋の酸素不足で胸痛、酸素不足
  を代償するために頻呼吸や頻脈になり呼
  吸苦や動悸などさまざまな症状が起こる
  ことがあり、これらを改善するために輸
  血を行います。
- 以前は Hb10g/dL 以下を目安に輸血をし
  ていましたが、最近では 7〜8g/dL 以下
  を目安に輸血を行うことが多いです。

血小板輸血（PC）

- 血小板減少による出血を予防、あるいは
  すでに出血している場合の治療目的で血
  小板輸血を行います。
- **血小板は血栓形成による止血の役割**があります。
- 一般病棟では使用する機会はあまり多くはありませんが、重症化
  し DIC（**播種性血管内凝固症候群**）となった場合や、化学療法の
  血液毒性で血小板減少が起こった場合に血小板輸血を行います。
- 血小板がどの程度低下したら輸血を行うかについては状況（現在
  出血しているかどうか、経過が急性なのか慢性なのかなど）によって
  異なりますが、血小板が 5 万 /μL 万以上あれば輸血する必要は
  ないと考えられています。

赤血球製剤（RBC）

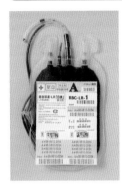

- 1 単位 140mL、2 単位 280mL
- 2〜6℃（一般的な冷蔵庫の温
  度）で保存しており、速やか
  に使用しない場合は冷蔵庫
  で保存します。室温放置が
  30 分を超えると冷蔵庫には
  戻せません。血液バッグ開
  封後は 6 時間以内に投与を
  完了します。
- 新生児や大量急速輸血でな
  ければ加温の必要はありま
  せん。

血小板輸血（PC）

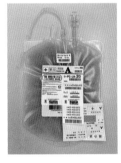

- 10 単位製剤が 200mL、15
  単位製剤と 20 単位製剤が
  250mL
- 血小板振盪器を用いて、20
  〜24°でゆるやかに水平振
  盪して保存します。揺らして
  おかないと血小板機能が低
  下するので、病棟に振盪器
  がない場合は使用直前に輸
  血部から搬送してもらい、速
  やかに使用します。またすぐ
  に使用しないからといって冷
  蔵庫保存するのもいけませ
  ん。

● DIC
本来は出血箇所でのみ起こ
る血液凝固反応が、全身の
血管内で起こり、血栓が多
発することで循環障害や臓
器障害が生じる。凝固因
子、血小板が使い果たさ
れ、出血症状が出現する。

新鮮凍結血漿（FFP）

- 血液凝固因子が欠乏し出血傾向をきたしている際の、凝固因子の補充を目的として新鮮凍結血漿を輸血します。
- 肝障害、DIC、大量出血時などの場合に凝固因子の欠乏が生じます。一般病棟ではあまり登場機会は多くはありません。

新鮮凍結血漿（FFP）

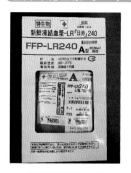

- 1 単位製剤が 120mL、
  2 単位製剤が 240mL、
  5 単位製剤が 450mL

- −20℃以下で保存し、使用時は**ビニール袋に入れたまま**恒温槽や FFP 融解装置を用いて 30〜37℃の温湯で融解します。このような設備がない場合は温度計を使用して、適宜 30〜37℃に保つように温湯を加えます。直接温湯をかけると蛋白変性を起こし凝固因子活性が低下する可能性があるため禁止です。
- 完全に融解したら取り出して、**3 時間以内**に輸血します。

輸血前の検査

血液型の検査

- 患者さんの血液型と適合しない輸血を防ぐため、血液型の検査を行います。血液型には ABO 血液型と Rh 血液型があり、どちらも必ず行います。
- 検体取り違えを防ぐため、異なるタイミングで採血した検体で 2 回検査を行う必要があります。

不規則抗体スクリーニング

- 患者さんの血中に存在する約 20 種類の抗体を検出するものです。

交差適合試験（クロスマッチ）

- 実際に輸血する血液と患者さん自身の血液を事前に混合して、異常な反応（凝集や溶血）が起きないかを調べる検査です。
- 術中に輸血を行う可能性が高い場合は、事前にクロスマッチを終わらせて手術室に準備しますが、輸血の可能性が低い場合は **T & S（タイプアンドスクリーン）**に基づいて準備します。

● T & S
輸血の可能性が低い手術の血液準備システムのことです。Rh 陽性、不規則抗体陰性であることが条件で、術前に輸血とクロスマッチ用の検体を準備しておき、術中に輸血が必要と判断された場合に、クロスマッチを行います。これは、術前にクロスマッチをしてしまうとその輸血は使えないため、貴重な輸血製剤を無駄にしないためです。

輸血の投与方法

輸血の準備

①外観の観察

- **血液バッグ内の血液の色調異常**や、**凝集塊**（小さな血の塊）がないか、血液バッグの破損がないかなどを観察します。

著しい溶血が起こるとバッグ全体の血液が黒く変色します。

②輸血セット

- 輸血投与時は輸血用のルートである輸血セットを用います。また血小板輸血は血小板用の輸血セットが望ましいとされています。

看護師は看護師、医師は医師ではなく、チームで働くのだから、医師と同じ判断ができるくらいの知識を持つことは大事かなと思います。

- 輸血セットには血液の凝集塊を除去する**フィルター**がついています。
- 赤血球製剤には最大 60mEq/L のカリウムが含まれており、腎不全の患者さんに輸血を行う場合には、カリウム吸着フィルターを使用することがあります。

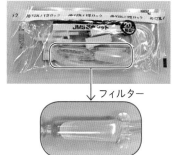

●輸血セット

フィルター

患者と製剤の確実な照合

- **照合するタイミング** 製剤の受け渡し時、輸血準備時、輸血実施時
- **照合する項目** 患者氏名、血液型、製剤名、製造番号、有効期限
- **照合する資材** 交差試験適合票の記載事項、製剤本体および添付伝票

末梢静脈路確保

- 留置針の太さに決まりはありませんが、一般的に溶血を避けるために 20G 程度の太い針を使用するのがよいとされています P.83 。ただし通常の速度の輸血であれば、22〜24G でも溶血することはないでしょう。
- 輸血は末梢静脈ラインから行うことが原則です。その理由は輸血はカテーテル関連血流感染症 P.89 のリスク因子となり、またカテーテルの閉塞の原因にもなるからです。
- やむをえず中心静脈ラインから投与する場合には、高カロリー輸液との混合は避け、投与前後に生食フラッシュを必ず行います。

輸血の投与開始

- 輸血開始前にバイタルサイン測定を行います。輸血開始の 15 分間は投与速度を 1mL/分（60mL/時の速度）とします。**不適合輸血による急性反応は 5 分以内に発生することが多い**ので、輸血開始から 5 分間はベッドサイドで観察します。患者さんの元を離れないようにしましょう。
- 輸血開始後 15 分で再度患者さんを観察し、問題なければ、輸血速度を医師の指示に基づいて早めます。一般的には患者さんの状態に合わせて 5mL/分（= 300mL/時）まで速度を上げることができます。
- 輸血中は副作用の有無を観察します。

輸血終了

▼ **輸血の代表的な副作用**

> **発熱** 輸血中や輸血後数時間以内に発熱することがあります。悪寒戦慄、頭痛、悪心などを伴う場合があります。
>
> **アレルギー反応** じんましん、掻痒感、呼吸困難、血圧低下などが起こる場合があります。アナフィラキシーショックとなることはまれですが、アレルギー反応はもっとも多い副作用です。
>
> **TRALI（輸血関連急性肺障害）** 輸血中あるいは輸血後 6 時間以内に起こる急激な低酸素血症など、呼吸不全となることがあります（輸血の循環負荷による心不全によるものは次の TACO になるので区別します）。死亡率が高く酸素投与、気管挿管、人工呼吸管理を含めた集中治療が必要になります。
>
> **TACO（輸血関連循環過負荷）** 輸血によって循環に負荷がかかり心不全となることをいいます。輸血中あるいは輸血後 12 時間以内に起こる肺水腫を伴う呼吸不全などの場合に診断します。

- 輸血終了後も、副作用が生じることがあるため継続的に観察します。
- 輸血を使用した場合は、製造番号、使用年月日、患者さんの氏名・住所などをカルテに記載し、**20 年間保存する必要**があります。施設ごとの輸血マニュアルがあると思いますので、マニュアルに基づいて記録を行います。

9 | 血液培養

- 感染症が疑われる場合に行われる検査で、血液中の細菌の有無、細菌が存在する場合は細菌の種類の特定、効きやすい抗菌薬などを調べることができます。

血液培養の採血の方法

いつ採血する?

- 急な発熱や悪寒戦慄が出現したときなど、感染症が疑われる場合に医師から指示が出ます。
- 血液培養を採取するもっともよいタイミング、つまり菌を検出しやすいのは**発熱前の悪寒戦慄時**であるといわれています。
- 抗菌薬投与後は細菌数が減り検出率が下がるため、抗菌薬投与前に採血します。抗菌薬を投与した後に指示が出た場合は、次回の抗菌薬の投与直前にします。

> 発熱は細菌をやっつける白血球などが活発に働いている状態のため、発熱してからだと若干検出率が下がるといわれています。

何セットとる?

- 血液培養は2セットが基本です。好気性と嫌気性を1本ずつの計2本で1セット、2セットであれば好気性と嫌気性をそれぞれ2本ずつ、計4本となります。また1回の採血で1セットなので、採血が2回必要です。

なぜ2セットとるの?

1セットだけだとたとえ菌が検出されたとしても、それがコンタミネーション（採血手技の問題で皮膚常在菌などが侵入してしまうこと）かどうかがわからないこと、また複数セットとることで検出率が上がるという報告もあります。

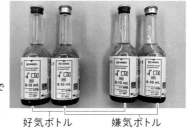

2セットで
計4本

好気ボトル　嫌気ボトル

どこからとる?

- 2セットの場合、それぞれ別の場所から採血します。
- 両腕の正中からが理想的です。片腕は点滴が入っていることも少なくないと思いますが、今現在、抗菌薬を投与中という状況でなければ、点滴側（心臓側であっても）からの採血でも問題はないといわれています。

▼ 採血する場所の例

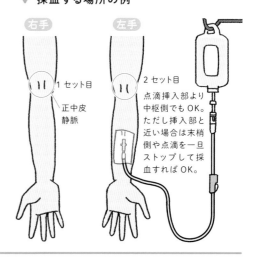

右手
1セット目
正中皮静脈

左手
2セット目
点滴挿入部より中枢側でもOK。ただし挿入部と近い場合は末梢側や点滴を一旦ストップして採血すればOK。

　解熱薬は細菌を減らす効果はないため、解熱薬投与後の血液培養採取は問題ありません。

- 鼠径部は**コンタミネーション**の発生率が高いといわれており、血液培養においては大腿動脈での採血はできるだけ避けたほうがよいでしょう。

●**コンタミネーション**
「汚染」のこと。「コンタミ」といわれることあります。

どうやってとる？

- 血液培養において、**清潔操作での採血がもっとも重要**であるといっても過言ではありません。清潔操作ができていないとコンタミネーションを起こす可能性が高くなり、正確な検査結果が得られません。

①マスク・手袋の装着

- マスク、手袋は必ず装着しましょう。患者さんに話しかけながら採血すると思うので、看護師の口腔内細菌がコンタミネーションすることがあります。手袋は清潔手袋のほうがコンタミネーションが減るだろうと考えられていますが、消毒後に血管に触らないのであれば普通の手袋でもよいという意見もあります（施設基準に従ってください）。

②皮膚の消毒

- 皮膚の消毒を十分に行います。アルコール綿でゴシゴシ皮膚を拭いた後に、ポビドンヨードかクロルヘキシジンで消毒します。

③採血量

- 採血量は1セット20mLで、1ボトル10mLずつ入れます。
- 基本的には採血量が多いほうが検出率が上がると考えられています。

④ボトルへの分注

- 嫌気性ボトルに空気が入ってしまうと菌が死滅していまい、うまく培養されない可能性があります。分注の順番によって菌の検出率が変わることはありませんが、嫌気性ボトルに大量の空気が入らないように注意する必要があります。

消毒にポビドンヨードを使用する際、2分待つのはなぜですか？

ポビドンヨードを使用する場合は、消毒効果を得るために2分間待ちましょう。大事なのは「2分」です。乾燥が目的ではありません。「乾くまで」と教えられた人もいるかもしれませんが、乾燥におおよそ2分かかるので目安にしているだけです。手であおいで早く乾かしても効果は得られません。

[久保健太郎]

どうしても量が足りない場合は好気ボトルを優先して、残りを嫌気ボトルに入れたほうがよいといわれています。これは菌血症の多くが好気ボトルから培養されるためといわれています。

6章 消化器領域でよく使われる薬

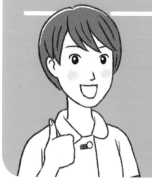

病棟ではさまざまな薬剤を扱いますが、
そのなかでも消化器領域で使用する機会の多い薬剤をまとめています。
薬剤の特徴や副作用などを踏まえて、適切に使用しましょう。

*本書では、新人ナースに注目してほしいポイントにしぼって情報を記載しています。
*本書の情報は 2020 年 3 月現在のものです。
*本書の解説には、一部適応外（承認外）使用も含まれます。実際の使用にあたっては、必ず個々の添付文書を参照し、その内容を十分に理解したうえでご使用ください。
*本書の編集製作に際しては、最新の情報をふまえ、正確を期すよう努めておりますが、医学・医療の進歩により、記載内容は変更されることがあります。その場合、従来の治療や薬剤の使用による不測の事故に対し、著者および当社は責を負いかねます。

1 | 鎮痛薬

商品名 **アセリオ**®
一般名 **アセトアミノフェン**

用法　注射液（静注）

✓ 解熱・鎮痛作用を有するが抗炎症作用はほとんどない。
✓ 15 分で投与する（1,000mg でも 500mg でも 15 分）。
✓ 効果発現は 15 分、持続時間は 4〜6 時間、1 日最大 4,000mg。
✓ 発熱に対して使用する場合は皮膚血流を増加させ血圧低下に注意。
✓ 安全性が高いが長期大量使用で肝機能障害の副作用がある。

商品名 **カロナール**®**、コカール**®
一般名 **アセトアミノフェン**

用法　経口薬

✓ 効果発現は 15〜60 分、持続時間は 4〜6 時間、投与間隔は 4〜6 時間。
✓ アセトアミノフェンと同じ副作用がある。

商品名 **ソセゴン**®
一般名 **ペンタゾシン**

用法　注射液（筋注、皮下注、静注）

✓ 効果発現は 15〜20 分、持続時間は 3〜4 時間、投与間隔は 3〜4 時間。
✓ 1 か月を超える長期間使用は依存の可能性がある。
✓ 麻薬拮抗作用を持つためオピオイド鎮痛薬（フェンタニル、オキシコドンなど）を使用している患者さんには禁忌。

非ステロイド抗炎症薬（NSAIDs）

商品名	ボルタレン®
一般名	ジクロフェナクナトリウム

用法　経口薬、坐薬

- ✓ 坐薬での効果発現は平均 30 分、持続時間は平均 5 時間。
- ✓ 錠剤では効果発現時間は平均 26 分、持続時間は平均 8 時間。
- ✓ NSAIDs の坐薬は吸収効率が良いため、使用すると過度の体温低下と血圧低下を引き起こす可能性がある。
- ✓ おもな副作用は消化性潰瘍や腎機能障害。
- ✓ 喘息の原因のひとつ（アスピリン喘息）であり、アスピリン喘息は成人になってから発症することが多い。大人になってから喘息症状が現れるようになった場合は注意が必要。

商品名	ロキソニン®
一般名	ロキソプロフェンナトリウム水和物

用法　経口薬

- ✓ 効果発現は 15〜60 分、持続時間は 5〜7 時間、次回服用時は 4〜6 時間は開ける。
- ✓ おもな副作用は消化性潰瘍や腎機能障害。
- ✓ 喘息の原因のひとつ（アスピリン喘息）であり、アスピリン喘息は成人になってから発症することが多い。大人になってから喘息症状が現れるようになった場合は注意が必要。

商品名	ロピオン®
一般名	フルルビプロフェンアキセチル

用法　注射薬（静注）

- ✓ 1 分以上かけて投与する（投与速度を早くすると血圧、心拍数が上昇）。
- ✓ 効果発現・持続時間は 30〜240 分。
- ✓ おもな副作用は消化性潰瘍や腎機能障害。
- ✓ 喘息の原因のひとつ（アスピリン喘息）であり、アスピリン喘息は成人になってから発症することが多い。大人になってから喘息症状が現れるようになった場合は注意が必要。

オピオイド

商品名	モルヒネ
一般名	モルヒネ塩酸塩

用法　経口薬、坐薬、注射液

- ✓ おもな役割は鎮痛。鎮咳と激しい下痢を抑える作用もある。
- ✓ 術後は腸管麻痺を起こす可能性があるためあまり使われず、がん性疼痛に使用されることが多い。
- ✓ 終末期の呼吸困難の緩和でも使われる。
- ✓ おもな副作用は便秘、悪心・嘔吐、眠気。重篤な副作用に呼吸抑制など。

商品名	フェンタニル
一般名	フェンタニルクエン酸塩

用法　口腔粘膜吸収薬、貼付薬、注射液

- ✓ 術後疼痛に対する硬膜外鎮痛や静脈内投与、がん性疼痛などの鎮痛に使用する。
- ✓ 貼付薬があり、経口投与できない場合の第一選択薬。
- ✓ 口腔粘膜吸収薬として、舌下錠（アブストラル®）、バッカル錠（イーフェン®バッカル）があり、効果発現速度が速い。
- ✓ モルヒネやオキシコドンに比べると便秘、悪心・嘔吐、眠気などの副作用は弱い。重篤な副作用に呼吸抑制など。

商品名	オキシコドン
一般名	オキシコドン

用法　経口薬、注射液

- ✓ がん性疼痛の鎮痛に用いる。
- ✓ 腎機能障害時でも比較的安全に使用できる（モルヒネは腎機能障害には使用しづらい）。
- ✓ おもな副作用は便秘、悪心・嘔吐、眠気。重篤な副作用に呼吸抑制など。

2 | 下剤

機械的下剤 腸管内の浸透圧が高張となることで腸管内に水分を移行させ、便を柔らかくする

商品名 **マグミット**®
一般名 **酸化マグネシウム**
用法 経口薬

- ✓ 術後イレウスの予防や排便コントロールに使用される。
- ✓ 腎機能障害患者では高マグネシウム血症、心機能障害患者では徐脈に注意。

刺激性下剤 大腸の蠕動運動を亢進する

商品名 **プルセニド**®
一般名 **センノシド**
用法 経口薬

- ✓ 術前の腸管処置、排便コントロール、バリウム排泄に使用。
- ✓ 作用時間は8〜10時間。
- ✓ 一般的に、翌朝の効果を期待して、就寝前に内服する。

浣腸薬 腸管壁の水分を吸収する際の刺激作用にて腸の蠕動運動を亢進、便を軟化させる

商品名 **グリセリン浣腸**
一般名 **グリセリン**

- ✓ 術前の腸管処置、排便コントロールに使用。
- ✓ 作用発現は直後〜15分。
- ✓ 浣腸による強制排便時には、迷走神経反射による血圧低下やショックが起こる可能性がある。

3 | 消化管を動かす薬

副交感神経刺激薬 胃・十二指腸と大腸の動きを促進する

商品名 **ガスモチン**®
一般名 **モサプリドクエン酸塩**
用法 経口薬

- ✓ イレウス予防や治療、胃排泄遅延の治療に使用。
- ✓ 肝障害、黄疸、劇症肝炎が重大な副作用としてある。

商品名 **パントシン**®
一般名 **パンテチン**
用法 経口薬、注射薬（静注）

- ✓ イレウスの予防や治療に使用。
- ✓ 術後麻痺性イレウスの予防や治療に、点滴内や静注で投与することが多い。

4 | 消化性潰瘍治療薬

胃酸分泌抑制薬 胃粘膜に存在するヒスタミン受容体に拮抗することで胃酸の分泌を抑制する

商品名 **ガスター**®
一般名 **ファモチジン（H₂ ブロッカー）**
用法 注射薬（静注）、経口薬

- ✓ 胃・十二指腸潰瘍予防、治療に使用。
- ✓ 胃酸分泌抑制はPPIのほうが強力。
- ✓ せん妄の副作用がある。

1〜2年目くらいはとくに消化器看護の専門誌を定期購読するとよいと思います。年間のテーマはとてもよく練られているので、興味のある号だけ買うのではなく、1年間通して読むのがおすすめです。

胃酸分泌抑制薬 胃壁細胞の胃酸分泌の最終階段であるプロトンポンプを阻害し、胃酸の分泌を抑制する

|商品名| タケプロン® 　　|一般名| ランソプラゾール（PPI）

|商品名| ネキシウム® 　　|一般名| エソメプラゾールマグネシウム水和物（PPI）

|商品名| オメプラール® 　　|一般名| オメプラゾールナトリウム（PPI）

|商品名| パリエット® 　　|一般名| ラベプラゾールナトリウム（PPI）

用法　注射薬（静注）、経口薬

✓ 胃・十二指腸潰瘍予防、治療、逆流性食道炎の治療に使用。
〈静注〉
✓ 重症患者のストレスによる胃・十二指腸潰瘍の予防に用いられることが多い。
✓ 通常、成人には1回20mgを生食または5%ブドウ糖に溶解して、1日2回点滴静注あるいは緩徐に静脈注射する（緊急の場合以外は静脈注射を避けて点滴静注が望ましい）。
✓ 他剤との混合でpH低下になる配合変化が起こる可能性があり、側管投与の場合はメインのラインを止めて、前後に生食でフラッシュを行う。
〈内服〉
✓ PPIで唯一、経管投与が可能な薬剤はタケプロン（ランソプラゾール）OD錠。ただし水での懸濁が望ましい。

胃酸分泌抑制薬 新しい機序のPPI。胃酸の分泌抑制

|商品名| タケキャブ®

|一般名| ボノプラザンマフル塩酸（P-CAB）

✓ 胃酸分泌抑制作用発現が早く、強い。
✓ 値段が高い。

用法　経口薬

5 | 制吐薬

消化管運動改善薬 消化管運動促進。制吐作用

|商品名| ナウゼリン®

|一般名| ドンペリドン

用法　経口薬、坐薬

✓ 錐体外路症状（振戦〔ふるえ〕など）が起こりにくい（パーキンソン病患者でも使用しやすい）。
✓ 坐薬と経口薬しかないため術後のPONV（術後悪心・嘔吐）では使用しづらい。

|商品名| プリンペラン®

|一般名| メトクロプラミド

用法　注射薬（静注）、経口薬

✓ 副作用に錐体外路症状が起きやすい（パーキンソン病患者には使いにくい）。
✓ 注射薬では投与終了直後より効果が発現。
✓ 1日1〜2回筋肉内または静脈内に注射する。
✓ 投与後も効果がない場合は、ほかの方法を検討する（PONVであればデカドロンやドロレプタン、イレウスであれば減圧チューブなど）。
✓ 閉塞性イレウスの悪心・嘔吐に対しては、蠕動亢進で腸管内圧が上がり、穿孔を引き起こす可能性があるため、望ましくない。

6章 消化器領域でよく使われる薬

6 | 止痢薬

過敏性腸症候群治療薬 消化管で水分を吸水保持し便の性状を調整する

商品名 **ポリフル**®　　一般名 **ポリカルボフィルカルシウム**

商品名 **コロネル**®　　一般名 **ポリカルボフィルカルシウム**

用法　経口薬

✓ コップ1杯の水で服薬する（喉でつかえると膨張し食道を閉塞する可能性）。　✓ 下痢や便秘の改善。
✓ 過敏性腸症候群の下痢だけでなく、便秘にも効果がある。　✓ 高カルシウム血症の恐れがある。

消化管運動抑制薬 強力な止痢剤。腸蠕動を抑制

商品名 **ロペミン**®

一般名 **ロペラミド塩酸塩**

用法　経口薬

✓ 感染性下痢には禁忌。
✓ 副作用でイレウスの可能性。

7 | 整腸薬

酪酸菌製剤 腸内細菌叢の改善

商品名 **ミヤ BM**®

一般名 **酪酸菌**

用法　経口薬

✓ 下痢や便秘の改善。
✓ ラックビー®R 散と同じく抗菌薬に耐性がある。

ビフィズス菌製剤 腸内細菌叢の改善

商品名 **ラックビー**® 微粒 N、**ビオフェルミン**®

一般名 **ビフィズス菌**

用法　経口薬

✓ N は normal のノーマル N。抗菌薬の耐性がない通常の生菌製剤である。
✓ 抗菌薬投与中はラックビー®R 散かミヤ BM® に切り替える。

耐性乳酸菌製剤 腸内細菌叢の改善

商品名 **ラックビー**®R 散
　　　ビオフェルミン R®

一般名 **耐性乳酸菌**

用法　経口薬

✓ R は resistanceレジスタンス（耐性）の R。抗菌薬に耐性があるため、抗菌薬投与中に使用する。
✓ 抗菌薬による下痢予防、治療に使用。

　教えてもらったことはメモを取り、見直しできるようにしよう。

8 | 漢方薬

こんな薬です 漢方薬は、基本的には食前または食間に内服します。空腹時に飲むほうが食物の影響を受けずに小腸まで届き、腸内細菌によって吸収されやすいとされています。

商品名 **大建中湯**（だいけんちゅうとう）

- ✓ 腸蠕動促進・腸管血流改善・抗炎症作用がある。
- ✓ 術後イレウス予防、治療に使用。
- ✓ 臭いはわずかで、少し甘味のあるピリ辛い味がある。
- ✓ 通常、成人では1日15g（1包2.5gなので1日6包）を2、3回に分割し、食前もしくは食間に内服する。

商品名 **抑肝散**（よくかんさん）

- ✓ 抗不安薬・攻撃性抑制・睡眠障害改善作用がある。
- ✓ せん妄予防、治療に使用。
- ✓ 特異なにおいでわずかに甘く渋い。

商品名 **六君子湯**（りっくんしとう）

- ✓ 胃腸の蠕動運動亢進・食欲増進作用がある。
- ✓ においがあり、甘く苦い。

9 | 内視鏡時の前処置薬

こんな薬です 内視鏡処置の前に使用することで、正確な診断を行うための手助けをしてくれる薬剤です。

商品名 **ガスコン®**
一般名 **ジメチコン**

用法　経口薬

- ✓ 胃腸管内のガス排泄促進・胃液除去。
- ✓ 胃内視鏡は15〜50分前に、大腸内視鏡ではニフレック®内服中や内服前に服薬。

商品名 **グルカゴンGノボ**
一般名 **グルカゴン**

用法　注射薬（静注、筋注）

- ✓ 消化管運動抑制。
- ✓ ブスコパン®の使用禁忌時に使用されることが多い。
- ✓ 褐色細胞腫の患者さんでは急激な血圧上昇を招くおそれがあり、禁忌。
- ✓ 血糖上昇作用があり、二次的な低血糖を起こすことがある。
- ✓ 心疾患のある高齢者では、虚血症状が悪化するおそれがある。

商品名	ニフレック®
一般名	電解質配合剤

用法　経口薬

- ✓ 腸管内容物の除去。
- ✓ 便が透明になったら中止する。
- ✓ 腸管内圧上昇による腸管穿孔を引き起こすことがあり、排便や腹痛などの状況を確認しながら慎重に投与する。腹痛などの消化器症状が現れた場合は投与を中断し、速やかに医師に報告する。
- ✓ 1袋を水に溶解して2Lとし、1時間に約1Lの速度で飲んでもらう。ただし、便が透明になった時点で投与を終了する。
- ✓ 高齢者ではとくに時間をかけて投与する。
- ✓ 多くの場合、約1Lを投与したところで排便が始まり、以降、数回の排便が生じる。

商品名	マグコロール®P
一般名	クエン酸マグネシウム

用法　経口薬

- ✓ 内視鏡検査や消化管手術の前処置下剤として使用される。
- ✓ 高張液（本剤50gを水で溶解して180mL）と等張液（本剤100gを水で溶解して1,800mL。ニフレック®と同じ役割）がある。
- ✓ 効果発現時間の目安は、高張液で4.8時間、等張液で2.6時間。

商品名	ブスコパン®
一般名	ブチルスコポラミン臭化物

用法　経口薬、注射薬（静注、皮下注、筋注）

- ✓ 消化管運動抑制・唾液減少。
- ✓ 緑内障（眼圧上昇のおそれ）、前立腺肥大症（尿閉のおそれ）、心不全・不整脈（心拍数の増加による症状悪化のおそれ）患者では禁忌。

10 | 内視鏡時の鎮痛・鎮静薬

こんな薬です　内視鏡時の苦痛の緩和、および不安や緊張などを和らげるために使用されます。

商品名	ペチジン塩酸塩
一般名	ペチジン塩酸塩

用法　注射液（静注、皮下注、筋注）

- ✓ 内視鏡時の痛みを抑えるために使用する。
- ✓ 麻薬の鎮痛・鎮静薬であり、呼吸抑制の副作用がある。呼吸抑制出現時にはナロキソン塩酸塩で拮抗する。

商品名	ドルミカム®
一般名	ミダゾラム

用法　注射薬（静注）

- ✓ 鎮静作用。
- ✓ 呼吸抑制の副作用があり、呼吸抑制を生じた場合は、アネキセートで拮抗する。
- ✓ 抗コリン作用（眼圧上昇）があるため、緑内障患者では禁忌。
- ✓ 呼吸停止や血圧低下が起こる可能性があり、注意深い観察が必要。

[岡本愛梨、久保健太郎]

　日々の気づきが自分の行いたい看護につながってくると思います。

7章 消化器領域でよく聞く略語

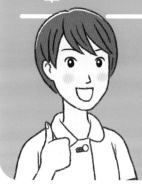

ここまで取り上げた略語は、
消化器領域で使われるもののうち、ごく一部です。

わからない略語は、その都度、調べましょう！

略語	意味／フルスペル
アッペ	急性虫垂炎 （きゅうせいちゅうすいえん） appendicitis
イレオストミー	回腸ストーマ （かいちょうすとーま） ileostomy
インジゴ	インジゴカルミン （内視鏡診断に使用する色素法のひとつ）
インオペ	手術不能 （しゅじゅつふのう） inoperable／inoperative
エピ	硬膜外麻酔 （こうまくがいますい） epidural anesthesia
オストメイト	ストーマ保有者 （すとーまほゆうしゃ） ostomate
ガストロ	ガストログラフィン （がすとろぐらふぃん） gastrographin
ケモ	化学療法 （かがくりょうほう） chemo therapy
コロストミー	結腸ストーマ （けっちょうすとーま） colostomy
シーラス	漿液性 （しょうえきせい） serous
ディスタール	幽門側胃切除 （ゆうもんそくいせつじょ） distal gastrectomy／DG
トタール	胃全摘 （いぜんてき） total gastrectomy／TG
ナート	縫合 （ほうごう） naht
ニボー	鏡面像 （きょうめんぞう） niveau
ハイポ	血管内脱水 （けっかんないだっすい） hypovolemia
ハルトマン	直腸切除術＋人工肛門造設術 （ちょくちょうせつじょじゅつ） Hartmann's operation

	略語	意味／フルスペル
	パンペリ	汎発性腹膜炎 （はんぱつせいふくまくえん） panperitonitis
	プレメディ	前投薬 （ぜんとうやく） premedication
	マイルズ	腹会陰式直腸切断術 （ふくえいんしきちょくちょうせつだんじゅつ） Miles operation
	ラパタン	腹腔鏡下胆嚢摘出術 （ふくくうきょうかたんのうてきしゅつじゅつ） laparoscopic cholecystectomy
	ラパロ	腹腔鏡 （ふくくうきょう） laparoscope
	リーク	縫合不全 （ほうごうふぜん） anastomotic leakage
A	AF	心房細動 （しんぼうさいどう） atrial fibrillation
	AFL	心房粗動 （しんぼうそどう） atrial flutter
	AKI	急性腎障害 （きゅうせいじんしょうがい） acute kidney injury
B	BS	血糖 （けっとう） blood sugar
C	CD	クローン病 （くろーんびょう） Crohn's disease
	CF／CS	大腸内視鏡検査 （だいちょうないしきょうけんさ） colono fiberscope／colono scopy
	CKD	慢性腎臓病 （まんせいじんぞうびょう） chronic kidney disease
	CRBSI	カテーテル関連血流感染症 （かてーてるかんれんけつりゅうかんせんしょう） catheter related blood stream infection
	CRT	化学放射線療法 （かがくほうしゃせんりょうほう） chemoradiation therapy
D	DM	糖尿病 （とうにょうびょう） diabetes mellitus

略語	意味／フルスペル		略語	意味／フルスペル
DVT	深部静脈血栓症 deep vein thrombosis	N	NGチューブ	経鼻胃管 nasogastric tube
EBD ERBD	内視鏡的（逆行性）胆道ドレナージ endoscopic (retrograde) biliary drainage		NSAIDs	非ステロイド性消炎鎮痛薬 non-steroidal anti-inflammatory drugs
EDチューブ	食道経由経腸栄養用チューブ	P	PCA	自己調節鎮痛法 patient controlled analgesia
EIS	内視鏡的硬化療法 endoscopic injection sclerotherapy		PCEA	硬膜外自己調節鎮痛法 patient-controlled epidural analgesia
EMR	内視鏡的粘膜切除術 endoscopic mucosal resection		PE/PTE	肺血栓塞栓症 pulmonary (thrombo) embolism
EMS	内視鏡的金属ステント endoscopic metallic stent		PEG	内視鏡的胃瘻造設術 percutaneous endoscopic gastrostomy
EN	経腸栄養 enteral nutrition		PEG-j	経胃瘻的空腸瘻 percutaneous endoscopic gastro-jejunostomy
ENBD	内視鏡的経鼻胆管ドレナージ endoscopic nasobiliary drainage		PTEG	経皮経食道胃管挿入術 percutaneous trans-esophageal gastro-tubing
ERCP	内視鏡的逆行性膵胆管造影 endoscopic retrograde cholangiopancreatgraphy		PICC	末梢挿入式中心静脈カテーテル peripherally inserted central catheter
ESD	内視鏡的粘膜下層剝離術 endoscopic submucosal dissection		PTCD	経皮経肝胆管ドレナージ percutaneous transhepatic cholangio drainage
EST	内視鏡的乳頭括約筋切開術 endoscopic sphincterotomy		PTGBA	経皮経肝胆囊吸引穿刺法 percutaneous transhepatic gallbladder aspiration
EUS	超音波内視鏡検査 endoscopic ultrasonography		PTGBD	経皮経肝胆囊ドレナージ percutaneous transhepatic gallbladder drainage
EUS-FNA	超音波内視鏡下穿刺吸引法 endoscopic ultrasound-guided fine needle aspiration		PVC	末梢静脈カテーテル peripheral venous catheter
GIF/EGD	上部消化管内視鏡検査 gastrointestinal fiberscope esophago gastro duodenoscopy	R	RT	放射線療法 radiation therapy
HALS	用手補助腹腔鏡下手術 hand-assisted laparoscopic surgery	S	SILS	単孔式腹腔鏡下手術 single incision laparoscopic surgery
HAR	高位前方切除術 high anterior resection		SSI	手術部位感染 surgical site infection
IBD	炎症性腸疾患 inflammatory bowel disease		SSS	洞不全症候群 sick sinus syndrome
ISR	内肛門括約筋切除術 intersphincteric resection	T	TAE	肝動脈塞栓術 transcatheter arterial embolization
IV-PCA	経静脈的自己調節鎮痛法 intravenous patient-controlled analgesia		TPN	中心静脈栄養 total parenteral nutrition
LAR	低位前方切除術 lower anterior resection	U	UC	潰瘍性大腸炎 ulcerative colitis
LDG	腹腔鏡下幽門側胃切除 laparoscopic distal gastrectomy		US	超音波検査 ultrasonography
LTG	腹腔鏡下胃全摘術 laparoscopic total gastrectomy	V	V.A.C療法	陰圧閉鎖療法 vacuum-assisted closure therapy
LPG	腹腔鏡下噴門側胃切除 laparoscopic proximal gastrectomy		VATS	胸腔鏡下手術 video assisted thoracic surgery

（左列欄外記号：E / G / H / I / L）

［板脇美和、久保健太郎］

引 用 ・ 参 考 文 献

1章

1) 岡庭豊. "消化管の全体像". イメカラ：イメージするカラダのしくみ 消化管. 医療情報科学研究所編. 東京, メディックメディア, 2017, 2-10.
2) 松木聖美ほか. "部位別の疾患・治療・看護ケアのポイント". はじめての消化器外科看護：カラービジュアルで見てわかる！. 独立行政法人労働者健康安全機構関西労災病院看護部. 大阪, メディカ出版, 2017, 34-98.
3) 久保健太郎ほか. 特集：消化器ナース1年目のうちにマスターしておきたい看護技術14選. 消化器ナーシング. 24 (6), 2019, 6-60.

2章

1) 医療情報科学研究所編. "食道総論". 消化器：病気がみえる. 第4版, 医療情報科学研究所編. 東京, メディックメディア, 2010, 26.
2) 前掲書1). "胃・十二指腸総論". 61.
3) 前掲書1). "肝臓総論". 178.
4) 前掲書1). "胆道・膵臓総論". 246-7.
5) 竹内修二編著. "消化器系". 読んでわかる解剖生理学：テキスト. 東京, 医学教育出版社, 2014, 161-74.

3章

【1 上部・下部消化管内視鏡／2 内視鏡を使った粘膜切除術】
1) 古田隆久ほか. 消化器内視鏡関連の偶発症に関する第6回全国調査報告2008年〜2012年までの5年間. 日本消化器内視鏡学会雑誌. 58 (9), 2016, 1466-91.
【3 ERCP とそれに続く胆道の治療】
1) 古田隆久ほか. 消化器内視鏡関連の偶発症に関する第6回全国調査報告2008年〜2012年までの5年間. 日本消化器内視鏡学会雑誌. 58 (9), 2016, 1466-91.
2) 厚生労働省難治性膵疾患調査研究班・日本膵臓学会. ERCP後膵炎ガイドライン2015. 膵臓. 30 (4), 2015, 539-84.
【4 胆管や胆嚢のドレナージ】
1) 山本夏代. "PTBDチューブ（経皮経肝胆道ドレナージチューブ）／PTGBDチューブ（経皮経肝胆嚢ドレナージチューブ）". オールカラー 消化器外科のドレーン看護 速習・速しらべBOOK. 瀬戸泰之編. 消化器外科ナーシング2015年春季増刊, 大阪, メディカ出版, 2015, 194-201.
2) 玉田喜一. "胆道感染症". 消化器：病気がみえる. 第5版. 医療情報科学研究所編. 東京, メディックメディア, 2016, 370, 374-5.
【5 消化管出血】
1) 瓜田純久. 吐血・下血. 日本内科学会雑誌. 2011, 100 (1), 208-12.
【6 イレウス】
1) 急性腹症診療ガイドライン出版委員会編. 急性腹症ガイドライン2015. 東京, 医学書院, 2015, 188p.
2) 布施暁一ほか. 癒着性イレウスに対する保存的治療と手術適応. 消化器外科. 1996, 19 (12),1803-9.
3) 沼謙司ほか. 食餌性イレウスの1例. 診断と治療. 2006, 94 (11), 161-4.
4) 白井量久ほか. 食餌性イレウスの2例：本邦報告55例の考察. 日本腹部救急医学会雑誌. 19 (7), 1999, 901-4.
5) 恩田昌彦ほか. イレウス全国集計21,899例の概要. 日本腹部救急医学会雑誌. 20 (5), 2000, 629-36.
【7 急性膵炎】
1) 武田和憲ほか. 急性膵炎の診断基準・重症度判定基準最終改訂案. 難治性膵疾患に関する調査研究 平成17年度 総括・分担研究報告書（厚生労働科学研究費補助金難治性疾患克服研究事業）. 2006, 27-34.
2) 急性膵炎診療ガイドライン2015改訂出版委員会ほか編. 急性膵炎診療ガイドライン2015. 第4版. 東京, 金原出版, 2015, 240p.
3) 特集 急性膵炎；診療ガイドラインの改訂を受けて. 臨牀消化器内科. 2016, 31 (5), 495-584.
【8 肝硬変】
1) 犬山シンポジウム記録刊行会編. 第12回犬山シンポジウム A型肝炎・劇症肝炎. 東京, 中外医学社, 1982, 124.
2) 森脇久隆. 肝性脳症の治療体系. 日本消化器病學會雑誌. 2007, 104 (3), 352-6.
3) 坪内博仁. 肝硬変の治療. 日本内科学会雑誌. 2010, 99 (9), 2223-9.
4) 日本消化器学会編. 肝硬変診療ガイドライン2015. 改訂第2版. 2015, 東京, 南江堂, 195p.
【9 炎症性腸疾患】
1) "平成30年度潰瘍性大腸炎治療指針（内科）". 潰瘍性大腸炎・クローン病診断基準・治療指針. 厚生労働科学研究費補助金 難治性疾患等政策研究事業「難治性炎症性腸管障害に関する調査研究」（鈴木班）平成30年度分担研究報告書（平成31年3月31日）. 14-5, 32.

4 章

【1 胃の手術】
1) 奥村康弘．"胃癌と診断されたら……"．日本臨床外科学会．http://www.ringe.jp/（2020 年 6 月 4 日閲覧）
2) "胃癌について"．近畿大学医学部外科学教室．http://www.kindai-geka.jp/general/esophagus/gastric_cancer/（2020 年 6 月 4 日閲覧）

【2 大腸の手術】
1) 上田佳奈ほか．"大腸術後合併症と看護"．はじめての消化器外科看護．大阪，メディカ出版，2017，73．

【3 食道切除】
1) 公益社団法人日本麻酔科学会、周術期禁煙ガイドライン．2015．https://anesth.or.jp/files/pdf/20150409-1guidelin.pdf（2020 年 6 月 4 日閲覧）
2) 久保健太郎．"食道がん"．先輩ナースが書いた消化器外科ノート．東京，照林社，2018，98-111．

【4 胆嚢摘出術（腹腔鏡下）】
1) 佐藤勉ほか．腹腔鏡下胆嚢摘出術に対する 3 泊 4 日クリニカルパスの有用性．日本消化器外科学会雑誌．2008，64（7），1573-7．
2) 前田大ほか．腹腔鏡下胆嚢摘出術の術後胆汁瘻に対する治療法．日本消化器外科学会雑誌．2001，34（6），642-6．

【5 肝切除】
1) 日本肝臓学会編．"手術"．肝癌診療ガイドライン 2017 年版．東京，金原出版，2017，122-3．
2) 田中肖吾ほか．肝切除術における胆汁漏と手術部位感染．日本外科感染症学会雑誌．15 (1)，2018，77-84．
3) 折茂達也ほか．肝切除後腹水の病態と対策．臨床雑誌外科．80（6），2018，609-13．
4) Paugam-Burtz,C. et al. Case sce-nario：postoperative liver failure after liver resection in a cirrhotic patient. Anesthesiology．2012，116（3），705-11．

【6 膵頭十二指腸切除術】
1) Bassi,C. et al. Postoperative pancreatic fistula: An international study group（ISPGF）definition. Surgery．2005，138，8-13．

【7 そのほかの外科治療の対象となる疾患】
1) 白下英史ほか．"虫垂切除術"．術前・術後管理必携 2020．消化器外科 2020 年 4 月増刊．43（5），2020，660-3．
2) 久保健太郎．"その他の手術"．先輩ナースが書いた消化器外科ノート．東京，照林社，2018，112-8．
3) 浜畑幸弘ほか．"痔核・痔瘻の手術"．手術．70（9），2016，1227-37．
4) 田尻健亮ほか．"人工肛門閉鎖術"．消化器外科手術 下部消化管：イラストと動画で達人の手技を身につける．東京，学研メディカル秀潤社，2018，83-9，（ビジュアルサージカル）．

5 章

【1 術前術後の看護】
1) 公益社団法人日本麻酔科学会．術前絶飲食ガイドライン．2012．https://anesth.or.jp/files/download/news/20120712.pdf（2020 年 4 月 28 日閲覧）．
2) Global Guidelines for Prevention of Surgical Site Infection. World Health Organization. Geneva, 2016, 186p.https://www.who.int/gpsc/global-guidelines-web.pdf（2020 年 4 月 28 日閲覧）
3) Apfel,CC. et al. A simplified risk score for predicting postoperative nausea and vomiting：conclusions from cross-validations between two centers. Anesthesiology. 91（3），1999，693-700．
4) 日本循環器学会ほか．肺血栓塞栓症および深部静脈血栓症の診断、治療、予防に関するガイドライン（2017 年改訂版）．2018，93p，https://j-circ.or.jp/old/guideline/pdf/JCS2017_ito_h.pdf#search=%27DVT+（2020 年 4 月 28 日閲覧）．
5) Kaneda,H. et al. Early postoperative mobilization woth walking at 4 hours after lobectomy in lung cancer patients. Gen Thorac Cardiovasc Surg. 2007, 55（12），493-8．
6) Lassen,K. et al. Enhanced Recovery After Surgery（ERAS）Group. Consensus review of optimal perioperative care in colorectal surgery：Enhanced Recovery After Surgery（ERAS）Group recommendations. Arch Surg. 2009, 144（10），961-9．
7) 日本静脈経腸栄養学会編．静脈経腸栄養ガイドライン．第 3 版．東京，照林社，2013，427p．

【2 ドレーン管理】
1) Mangram,AJ. et al. Guideline for Prevention of surgical site infection, 1999. Infect Control Hosp Epidemiol. 1999, 20（4），250-78．
2) Fearon,KC. et al. Enhanced recovery afte surgery；a consensus review of clinical care for patients undergoing colonic resection. Clin Nutr, 24，2005，466-7．

【3 創傷管理】
1) CDC 手術部位感染の予防のためのガイドライン 2017．
2) Hsieh,PY. et al. Postoperative Showering for clean and clean-contaminated Wounds: A Prospective, Rondomized, Controlled trial. Ann Surg. 2015，263（5），931-6．

【4 輸液管理】
1) 日本静脈経腸栄養学会編．静脈経腸栄養ガイドライン．第 3 版．東京，照林社，2013，427p．
2) Lockman,JL. et al. Scrub the Hub! Catheter Needleless Port Decontamination. Anesthesiology. 2011, 114（4），958．
3) Perason, ML. et al. Guideline for prevention of intravascular device-related infections. Part Ⅰ. Intravascular device-related infections：an overview. The hospital infection control practices advisory committee. Am J. Infect. Control. 1996, 24（4），262-77．

4) Randolph,AG. et al. Benefit of heparin in peripheral venous and arterial catherers：systematic review and meta-analysis of RCTs. BMJ. 1998, 28;316 (7136), 969-75.

5) Rickard,CM. et al. Routine versus clinically indicated replacement of peripheral intravenous catheters：a randomised controlled equivalence trial. Lancet. 2012, 22, 380 (9847), 1066-74.

6) O'Grady,NP. et al. Guidelines for the Prevention of Intravascular Catheter-Related Infection. Am J Infect Control. 2011, 39 (4 Suppl 1), S1-34.

7) 日本集中治療医学会. 日本版重症患者の栄養療法ガイドライン. 日本集中治療医学会雑誌. 2016, 23 (2), 185-281.

【5 TPN 管理】

1) 日本静脈経腸栄養学会編. 静脈経腸栄養ガイドライン. 第 3 版. 東京, 照林社, 2013, 427p.

2) Daniels,KR. et al. The United States' Progress Toward Eliminating Catheter-Related Bloodstream Infections: Incidence, Mortality, and Hospital Length of Stay From 1996 to 2008. Am J Infect Control. 2013, 41 (2), 118-21.

【6 経腸栄養】

1) ASPEN Board of Directors and the Clinical Guidelines Task Force. Guidelines for the use of parenteral and enteral nutrition in adult and pediatric patients. JPEN J Parenter Enteral Nutr. 2002, 26 (1 Suppl), 1SA-138SA.

2) 日本静脈経腸栄養学会編. コメディカルのための静脈経腸栄養ハンドブック. 東京, 南江堂, 2008, 165.

【7 ストーマ】

1) 日本ストーマリハビリテーション学会ほか編. "術前からの医療者のかかわり：術前ケアの重要性と意義". 消化器ストーマ造設の手引き. 東京, 文光堂, 2014, 24.

2) 菅原光子. "ストーマの位置決定（ストーマサイトマーキング）". ストーマリハビリテーション：実践と理論. ストーマリハビリテーション講習会実行委員会編. 東京, 金原出版, 2006, 107-13.

3) 大村裕子. クリーブランドクリニックのストーマサイトマーキングの原則の妥当性. 日本ストーマリハビリテーション学会誌. 1998, 14 (2), 33-41.

【8 輸血】

1) 日本赤十字社ホームページ. http://www.jrc.or.jp/mr/relate/qa/（2020 年 4 月 28 日閲覧）

【9 血液培養】

1) Baron,El. et al. "臨床における血液培養の実施、血液培養の検体採取". CUMITECH 1C 血液培養検査ガイドライン. 松本哲哉ほか訳. 東京, 医歯薬出版, 2007, 12-21.

2) 岩田健太郎ほか. "血液培養の取り方：血液培養こそすべて". 抗菌薬の考え方, 使い方 Ver.3. 東京, 中外医学社, 2012, 47-54.

索 引

編集・医学監修・執筆者一覧

●地方独立行政法人 大阪市民病院機構 大阪市立総合医療センター

編　　集　　久保 健太郎　　看護部 すみれ 16 病棟

執　　筆

| 1 章 | | 濱中 秀人 | 教育研修センター |

| 2 章 | | 村井 菜央 | 看護部 すみれ 16 病棟 |

3 章	1	久保 健太郎	
	2	北野 一美	看護部 すみれ 16 病棟
	3	西川 あゆみ	看護部 すみれ 16 病棟
	4	池田 優奈	看護部 すみれ 16 病棟
	5	小倉 彩	看護部 すみれ 16 病棟
	6	久保 健太郎	
	7	江口 裕子	看護部 すみれ 16 病棟
	8	浦 亜須香	看護部 すみれ 16 病棟
	9	内浦 有沙	看護部 すみれ 16 病棟

4 章	1	緒方 由季	看護部 すみれ 16 病棟
	2	髙屋敷 愛美	看護部 すみれ 16 病棟
	3	冨永 千愛	看護部 すみれ 16 病棟
	4	久下 朋恵	看護部 すみれ 16 病棟
	5	中村 汐里	看護部 すみれ 16 病棟
	6	久保 健太郎	
	7	岩橋 久美	看護部 すみれ 16 病棟

| 5 章 | | 久保 健太郎 | |

| 6 章 | | 岡本 愛梨 | 看護部 すみれ 16 病棟 |
| | | 久保 健太郎 | |

| 7 章 | | 板脇 美和 | 看護部 すみれ 16 病棟 |
| | | 久保 健太郎 | |

医学監修　　西口 幸雄　　地方独立行政法人 大阪市民病院機構 大阪市立十三市民病院 病院長

消化器に配属ですか？！ーすごく大事なことだけギュッとまとめて教えます！

2021年1月1日発行　第1版第1刷
2023年8月10日発行　第1版第3刷

編　著　久保 健太郎

発行者　長谷川 翔
発行所　株式会社メディカ出版
　　　　〒532-8588
　　　　大阪市淀川区宮原3-4-30
　　　　ニッセイ新大阪ビル16F
　　　　https://www.medica.co.jp/
編集担当　山田美登里
ブックデザイン　小口翔平＋喜來詩織＋大城ひかり
　　　　　　　　（tobufune）
カバーイラスト　友貴
本文イラスト　映美、藤井昌子
組　版　株式会社明昌堂
印刷・製本　株式会社シナノ パブリッシング プレス

ISBN978-4-8404-7270-8　　　　　　　　　　　　　　　　　　　Printed and bound in Japan

当社出版物に関する各種お問い合わせ先（受付時間：平日9：00 ～ 17：00）
●編集内容については、編集局 06-6398-5048
●ご注文・不良品（乱丁・落丁）については、お客様センター 0120-276-115